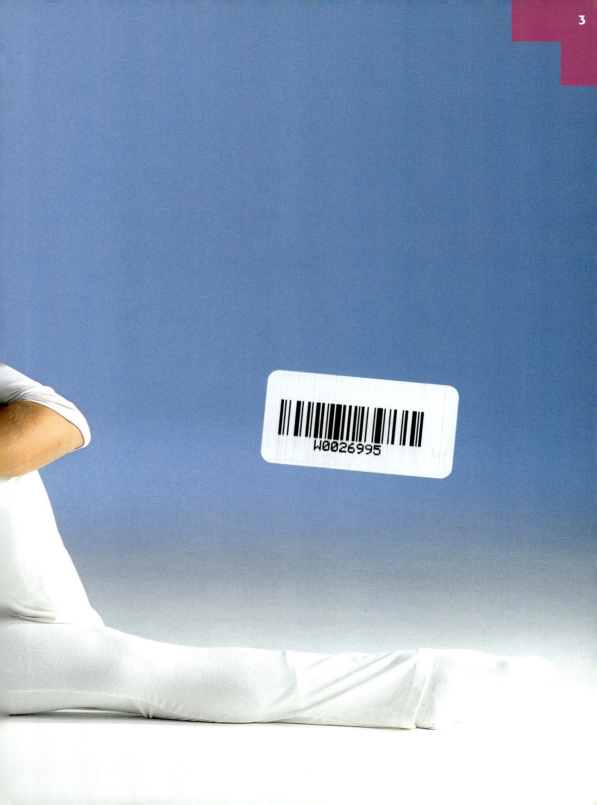

Bibliografische Information
Der Deutschen Bibliothek

Die Deutsche Bibliothek verzeichnet diese Publikation in der Deutschen Nationalbibliografie; detaillierte bibliografische Daten sind im Internet über http://dnb.ddb.de abrufbar.

Demonstration der Übungen
Susanne Huber

Bildnachweis
Alle Fotos von Ulli Seer außer:
BLV Archiv: S. 14 l. u.
Bongarts/Maja-Moritz: S. 14 r. o.
Schapowalow: S. 15
Grafiken: Jörg Mair, Herrsching

Lektorat: Edith Ch. Kiel
Herstellung: Peter Rudolph
Layoutkonzept: Studio Steinbicker, München
Satz & Layout: Uhl + Massopust, Aalen
Reproduktion: Fotolito Longo, Bozen
Einbandgestaltung und Titelfoto:
Karin Niedermeier, München

BLV Verlagsgesellschaft mbH
München Wien Zürich
80797 München

© 2003 BLV Verlagsgesellschaft mbH, München

Das Werk einschließlich aller seiner Teile ist urheberrechtlich geschützt. Jede Verwertung außerhalb der engen Grenzen des Urheberrechtsgesetzes ist ohne Zustimmung des Verlages unzulässig und strafbar. Das gilt insbesondere für Vervielfältigungen, Übersetzungen, Mikroverfilmungen sowie die Einspeicherung und Verarbeitung in elektronischen Systemen.

Gedruckt auf chlorfrei gebleichtem Papier

Printed in Germany · ISBN 3-405-16447-8

Karin Albrecht,
Jahrgang 1958, erhielt ihre Grundausbildung in klassischem und modernem Tanz, Körpertherapie und klassischer Massage. Weiterbildungen in Hypnosetherapie, Ernährungs-, Stoffwechsel- und Trainingslehre.
Die Autorin hat eine eigene Stretching-Methode entwickelt, die intensives Dehnen, hohe Konzentration, Körperbewusstsein und Entspannung vermittelt. Seit über 23 Jahren unterrichtet sie Stretching, Körperhaltung sowie Entspannungsverfahren und bildet seit 18 Jahren Trainerinnen und Trainer darin aus. Sie ist Gründungsmitglied der *star education-school for training and recreation*, einer der größten Schweizer Ausbildungseinrichtungen für Aerobic-, Fitness- und Stretching-Trainer, wo sie für Kursinhalte und Schulung des Ausbildungsteams verantwortlich und als Ausbilderin tätig ist. Als Referentin konnte sich Karin Albrecht im deutschsprachigen Raum einen hervorragenden Namen machen. Sie hat bereits mehrere erfolgreiche Fachbücher veröffentlicht.
www.star-education.ch

Hinweis
Das vorliegende Buch wurde sorgfältig erarbeitet. Dennoch erfolgen alle Angaben ohne Gewähr. Weder Autorin noch Verlag können für eventuelle Nachteile oder Schäden, die aus den im Buch vorgestellten Übungen und Informationen resultieren, eine Haftung übernehmen. Im Zweifelsfall ist immer ein Arzt aufzusuchen.

Mein Dank geht an alle Teilnehmerinnen und Teilnehmer meiner Kurse. Durch ihre Fragen konnte ich lernen, verstehen, mein Wissen vertiefen und meine Methode verfeinern.

Inhalt

Vorwort   6

Die Bedeutung der Beweglichkeit   10
Beweglichkeit: für Ihre Gesundheit und ein positives Körpergefühl   10
Faktoren, welche die Beweglichkeit beeinflussen   13
Was genau wird gedehnt?   13
Wirkung des Dehnens auf Körper, Geist und Seele   14

Beweglichkeit – was ist normal?   16
Angeboren oder antrainiert   16

Beugehaltung im Sitzen und Pflichtdehnbereiche   19
Voraussetzungen für ein harmonisches Körperbild   19
Sitzen und Beugung   20
Sitzen und Stress   21
Die fünf Pflichtdehnbereiche als Basis   22

Effizientes Dehnen   24
Dehnen – aber richtig   24
Stretching sinnvoll eingesetzt   28
Präzision, Konzentration und Regelmäßigkeit   29

Stretching als Bewegungsmeditation   32
Die moderne Form der Entspannung   32

Übungsprogramme   36
Aufwärmen   36
Mobilisationen   37
Monotonen Belastungen etwas entgegensetzen   51
   Mobilisationsübungen auf einen Blick:
   Zum Wachwerden 55
   Zum Warmwerden 56
   Als kurze Bewegungspausen 57
   Als Erholungspausen – auch für die Augen 58
   Gegenbewegungen zur Beugehaltung 59
Dehnübungen   60
   Auf einen Blick: Nachdehnen und Vordehnen   74
Powernapping   76
   Auf einen Blick: Erholung durch kurzes, aktives Entspannen   79
Dehnen als Entspannungsritual   80
   Auf einen Blick: Ihr Entspannungsprogramm für jeden Tag   94

Vorwort

Seit meiner Ausbildung in klassischem und modernem Tanz bin ich mit Stretching vertraut. Als im Jahre 1980 Stretching populär wurde, begann ich mich eingehend damit zu befassen. Das heißt, ich habe die ganze Entwicklung, die Stretching seither gemacht hat, persönlich und während meiner Arbeit direkt miterlebt und – für den deutschsprachigen Raum – teilweise auch mitgeprägt.

Stretching wird heute anders ausgeführt als noch vor zwanzig Jahren. Damals wurden die Muskeln mit großen Schwung- und Wippbewegungen gelockert und gedehnt. Anschließend kam die Welle des statischen sanften Dehnens. Das wurde so weit getrieben, dass die Dehnungen von manchen richtiggehend starr gehalten wurden.

In dieser Zeit hielt man das statische Dehnen für die sicherste und effizienteste Dehntechnik, obwohl es dazu nie eine wissenschaftliche Veröffentlichung gegeben hat. Auch wurde empfohlen, die Dehnungen ausschließlich sanft auszuführen, weil man Dehnintensität immer mit Dehnschmerz gleichgesetzt hat. Die Aussage, dass jede hohe Dehnintensität womöglich zu Mikroverletzungen führt, hat bei den Trainerinnen und Trainern sehr viele Bedenken ausgelöst, ja Angst bewirkt.

In der Muskelkräftigung war es allen klar, dass nur ein relevanter Reiz zu Kraftverbesserungen führt; lediglich beim Dehnen sollte das anders sein.

Beim Vergleich der Untersuchungen zur Frage, welches die beste Dehntechnik ist, kristallisierte sich kein eindeutiges Resultat heraus. Aber das statische Dehnen hat immer schlecht abgeschnitten. Die dynamische Dehntechnik hingegen, das Partner-Stretching und auch das Anspannen-Entspannen-Dehnen haben eine schnellere und bessere Wirkung gezeigt.

Ein weiterer neuer Schritt ist die Empfehlung, dynamisch zu dehnen, was im ersten Moment etwas stutzig macht, weil man sich jahrelang vor der federnden Bewegung gefürchtet hat. Häufig wird das dynamische Dehnen auch mit großen Schwungbewegungen gleichgesetzt. Verboten wurde das dynamische Dehnen mit der Argumentation, dass Reflexe ausgelöst werden, welche wiederum ein größeres Verletzungsrisiko beinhalten. Auch diese Begründung ist durch neuere Forschungsresultate nicht mehr haltbar.

Heute hingegen werden höhere Dehnintensitäten empfohlen und die Übungen können mit dynamischen Bewegungen kombiniert werden. Allerdings ist darauf zu achten, dass sie immer klein und kontrolliert ausgeführt werden.

Stretching ist eine Methode und – außer im Sinne einer Bewegungsmeditation – auch ein eigenständiges Training, wenn die Beweglichkeit verbessert werden soll. Stretching ist wichtiger Bestandteil eines umfassenden Sporttrainings, wenn es physiologisch – das heißt körpergerecht, also gesund – sein soll. Wenn Sie beispielsweise einmal in der Woche joggen und dieses Training wirklich umfassend ausführen möchten, wärmen Sie sich vor dem Jogging zuerst auf, schließen eine Gelenksmobilisation an (Mobilisation = wieder beweglich machen), falls Sie wollen auch ein Vordehnen – obwohl dies beim Joggen nicht zwingend ist – und laufen für eine Stunde, ganz nach Belieben, Kondition und Zeit. Je nach Intensität des Trainings wärmen Sie danach Ihren Körper ab, bevor Sie schließlich nachdehnen.

Stretching ist vor allem dann wertvoll und kann seine ganze Wirksamkeit entfalten, wenn Sie es zur Erhaltung oder zur Steigerung Ihrer Beweglichkeit nutzen. Mit Laufen oder Radfahren können Sie zwar Ihre Ausdauer beziehungsweise Ihr Herz-Kreislauf-System trainieren und im Fitnessstudio Ihre Muskelkraft erhöhen – beweglicher werden Sie aber nicht. Ein Training ohne Dehnungen ist immer einseitig und kann Ihre gesunde Beweglichkeit nicht erhalten.

Wer von uns aber träumt nicht davon, auch noch mit 60 oder 70 Jahren mühelos und behände in die Straßenbahn zu steigen, sich weit nach oben strecken zu können, leichtfüßig und aufrecht seinen Körper über die Erde zu tragen, ohne dass ihn die Last von Jahrzehnten auf den Schultern sicht- und spürbar zu Boden drückt? Gerade hierfür ist Stretching ideal. Und weil

Dehnen der Beinmuskulatur in aufrechter Haltung.

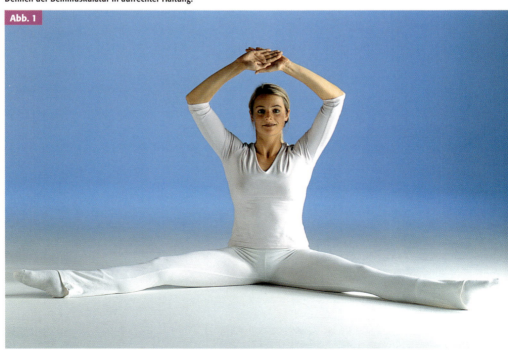

Abb. 1

Stretching sozusagen eine Antileistung ist, während der Sie sich mit nichts und niemandem messen, sondern sich nur nach Ihrem eigenen Körpergefühl und -bedürfnis richten, das bekanntlich täglich variieren kann, eignet es sich hervorragend als Bewegungsmeditation. Denn Stretching wirkt nach innen *und* außen. Das heißt: Mit Stretching wird Ihr Körper beweglich und geschmeidig. Dadurch steigert sich Ihr Körper- und Bewegungsbewusstsein, was unter anderem Einfluss auf Ihre Körperhaltung hat. Gleichzeitig erfahren Sie beim Stretching ein Gefühl von tiefer Entspannung und Wohlbefinden. Dieses subjektive Körpergefühl wirkt objektiv auch nach außen, was sich in Ihrer ganz persönlichen Ausstrahlung widerspiegelt.

Durch meine langjährige Erfahrung als Stretching-Trainerin und Ausbilderin kenne ich natürlich auch die kontroversen Meinungen rund ums Dehnen. Sicher waren gewisse kritische Stimmen berechtigt. Mich haben sie jedoch nie entmutigt, vielmehr fühlte ich mich veranlasst, alles noch einmal gründlich zu überdenken. Die Übungen müssen funktionellen Grundlagen gerecht werden. Gewisse Übungen, die entweder eine Belastung für die Gelenke darstellten oder gegen die aufrechte Haltung gearbeitet haben, wurden ganz gestrichen oder in der Ausführung entscheidend verbessert. Die Zeit, wo das Dehntraining ausschließlich auf Erfahrungswerten und Philosophie aufgebaut werden konnte, ist vorbei. Auch das Hintergrundwissen und die »Begründungen« mussten dem wissenschaftlichen Stand angepasst werden.

In den vergangenen sieben Jahren ließen sich große Unsicherheiten und viel Chaos zum Thema Stretching beobachten, aber eines ist immer gleich geblieben: Wer beweglich bleiben oder beweglicher werden möchte, muss dehnen. Und genau das ist auch der Sinn des Dehnens, des Stretchings: seine Beweglichkeit zu erhalten oder beweglicher zu werden. Abgesehen davon können alle die wunderbaren zusätzlichen Effekte genießen.

Sie können sicher sein, dass sämtliche Übungen, die ich Ihnen in diesem Buch empfehle, auf Herz und Nieren geprüft sind, das heißt es sind Übungen, die sich in der Praxis bewährt haben und dem heutigen Wissensstand entsprechen.

Sie finden allerdings nicht für jeden einzelnen Muskel eine entsprechende Übung. Ich habe eine gezielte Auswahl an Übungen getroffen, die effektiv und gesund sind. Diese habe ich je nach Anspruch zu einem Programm kombiniert, beispielsweise als spezielles Entspannungsprogramm oder gezieltes Nachdehnen.

Auch gibt es unterschiedliche Programme, um den Belastungen durch langes Sitzen entgegenzuwirken. Es war mir wichtig, dass die einzelnen Übungsfolgen kurz sind, so dass Sie keine wertvolle Arbeitszeit verlieren oder aufgeben, noch bevor Sie überhaupt mit dem Stretchen begonnen haben. Manchmal setzen sich die Übungsfolgen nur aus drei Einzelübungen zusammen, manchmal sind es sechs Übungen, welche Verspannungen und Müdigkeitserscheinungen entgegenwirken.

Die vorgestellten Übungsprogramme, die oft nur zwei bis drei Minuten dauern, sind so zusammengestellt, dass Ihre Gelenke gelockert, Ihre Muskeln aktiv und weich werden, des weiteren, dass Ihr Stoffwechsel und der Energiefluss verbessern wird – kurz, diese Dehnübungen tun Körper, Geist und Seele einfach gut.

Weil es nicht immer sinnvoll ist, ausschließlich Dehnungen auszuführen, finden Sie in diesem Buch auch so genannte Mobilisationen. Dies sind Bewegungen im größtmöglichen Bewegungsradius, jedoch ohne gezielten Dehnungsreiz. Diese Mobilisationen wirken direkt auf die Gelenke und aktivieren die Produktion der Gelenkschmiere (Synovia). Mobilisationen halten die Gelenke geschmeidig, dienen der Gelenkspflege und Stretching hält die Muskeln und das Bindegewebe geschmeidig.

Mit diesen Methoden erreichen Sie genau die Geschmeidigkeit und Beweglichkeit, die Sie sich für Körper und Geist wünschen – und das bis ins hohe Alter.

Gönnen Sie sich aktive Bewegungspausen mit kürzeren oder längeren Übungsprogrammen: nach einem anstrengenden Tag, zwischendurch als Erholungspause am Arbeitsplatz oder einfach so zur meditativen Entspannung – und Sie werden erleben, wie Stretching Ihre Körperhaltung und Ihr Lebensgefühl positiv beeinflusst.

Die Übungsabläufe im Miniaturformat am Schluss eines Übungskapitels sind dazu gedacht, dass Sie sich Kopien davon machen und diese dort befestigen, wo Sie an das jeweilige Übungsprogramm erinnert werden wollen: zu Hause, im Büro und sogar im Freien. Das Plakat soll Sie dazu animieren, Ihr ganz persönliches »aktives« Entspannungsprogramm in Ihrem Tages- oder Wochenrhythmus einzuplanen.

Ich wünsche auf diesem Weg zu einem neuen Körpergefühl viel Vergnügen!

Karin Albrecht

Die Bedeutung der Beweglichkeit

Beweglichkeit: für Ihre Gesundheit und ein positives Körpergefühl

Beweglichkeit ist neben Ausdauer- und Kraftfähigkeit die Grundlage für einen gesunden und belastbaren Körper. In der sportlichen Praxis wird das Dehnen jedoch häufig entweder vermieden, sei es aus Unsicherheit in Anwendung und Ausführung, oder sei es, dass Dehnen mit unrealistischen Erwartungen und Versprechen verknüpft wird. Beides ist schade und wird weder dem Thema noch den Möglichkeiten von Dehnungen – und auch von Mobilisationen – gerecht.

> **Dehnen bedeutet auf der Körperebene Gesundheit für die Gelenke. Werden Dehnungen sinnvoll angewendet, bedeutet dies Gelenkspflege bis ins hohe Alter.**

In der persönlichen Wahrnehmung ist Beweglichkeit mit einem angenehmen Körpergefühl verbunden, dem Wunsch nach Agilität, nach kraftvoller Geschmeidigkeit und der Sehnsucht, nicht alt, starr und steif zu werden, sondern an Reife zu gewinnen, dabei aber kraftvoll und geschmeidig zu bleiben.

Dieser Wunsch ist weder in Bezug auf den Körper noch auf psychisch-emotionaler Ebene unrealistisch. Im Gegenteil: Ganz gleich, wie alt Sie sind und welche Körperform Sie haben – Beweglichkeit und ein gutes differenziertes Körpergefühl lassen sich jederzeit erwerben und erhalten. Sie selbst können sich dieses besondere Körpergefühl verschaffen – durch Dehnen. Und damit können Sie jederzeit beginnen, egal ob Sie 20 oder 60 Jahre alt sind. Körperliches Wohlbefinden und Selbstbewusstsein sind eine Frage des Umgangs mit dem Körper. Delegieren Sie dieses Bedürfnis allerdings an Dritte, beispielsweise an einen Arzt, Physiotherapeuten oder Trainer, der Ihnen Schönheit, Jugendlichkeit und Wohlbefinden verschaffen soll, werden Sie ganz sicher enttäuscht.

Ebenso fehlschlagen wird der Versuch, den Körper mittels übermäßiger Leistungsanforderungen in ein bestimmtes Bild zu pressen, das dem eigenen Körper gar nicht entspricht. Die Folge davon ist Überlastung, die den Körper alt und Sie müde macht.

Schaffen Sie es jedoch, sich mit Ihrem Körper zu verbünden und eine Form von Bewegung zu finden, in der Leistung *und* Regeneration Platz haben sowie Aktivität *und* Ruhe gelebt werden können, dann werden Sie auf einfache Art und Weise und wie selbstverständlich Kraft und Beweglichkeit erlangen. Dadurch finden Sie Ihre individuelle Schönheit und strahlen diese auch aus.

Die in diesem Buch empfohlenen Dehn- und Mobilisationsübungen werden Ihnen mit jeder Wiederholung mehr Spaß machen und sich während des Übens gut anfühlen. Sie persönlich werden sich nach dem Dehnen ein-

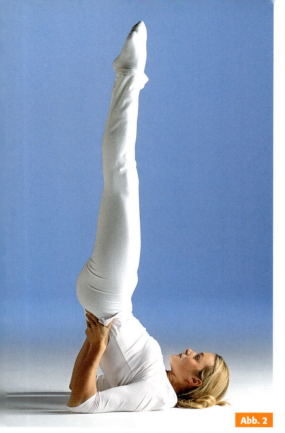

Abb. 2

Entspannend und gut für die Durchblutung: die Kerze.

- eine Bewegungssequenz einzuleiten,
- eine Bewegungssequenz optimal abzuschließen oder um
- einfach einen Tag sanft und mit innerer Ruhe ausklingen zu lassen.

Definition von Beweglichkeit

Mit Beweglichkeit oder Dehnfähigkeit beschreibt man den Gelenkradius, also die Bewegungsreichweite in einem Gelenk. Diese Reichweite kann vom Gelenk selbst vorgegeben oder von der Toleranz des aktiven Bewegungssystems mit allen dazugehörigen Anteilen bestimmt sein.

In Gelenken wie dem Knie oder dem Ellbogen ist ein Gelenkstopp einfach zu erkennen. Ein Ellbogen kann – je nachdem, wie das Gelenk gebaut ist – etwas mehr oder etwas weniger gestreckt werden. Diese gelenksbedingten Beweglichkeitsgrenzen lassen sich – außer vielleicht im Kindesalter –

fach rundherum wohl fühlen. Die Übungsprogramme sind abwechslungsreich und effizient. Wollen Sie sich umfassend etwas Gutes tun, beispielsweise zusätzlich Ihren Stoffwechsel aktivieren, dann sollten Sie das Dehnen mit einem Ausdauertraining wie Walking oder Joggen ergänzen.

Die hier gezeigten Dehnungen, Mobilisationen und Übungsabläufe bieten Ihnen ebenso genussvolle wie effiziente Möglichkeiten, um
- sich auf den Tag einzustimmen,
- sinnvolle und gesunde Bewegungspausen in Ihren arbeitsreichen Alltag zu integrieren,

Ellbogenstreckung.

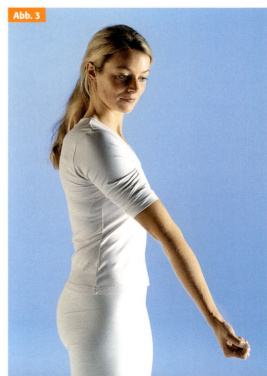

Abb. 3

nicht beeinflussen, was auch richtig und sinnvoll ist (Abb. 3, Seite 11).
Alle anderen Beweglichkeitsgrenzen lassen sich beeinflussen und durch entsprechendes Training auch verändern. Eines gilt es jedoch zu beachten: Dient die Beweglichkeitseinschränkung als Schutz für ein beteiligtes Gelenk oder Gewebe, beispielsweise als Folge einer Verletzung oder Abnutzung, darf nur nach der Verheilung oder im nicht akuten Zustand, zum Beispiel einer Entzündung in diesem Körperbereich, gedehnt werden. Die Beweglichkeit wird sich im »Schutzgebiet« nicht verbessern. Trotzdem sind sanfte und mittlere Dehnungsreize sinnvoll, so dass es zu keinen Einschränkungen der Beweglichkeit kommt.
Die üblichen Beweglichkeitseinschränkungen, zum Beispiel im Hüftgelenk, in den Beinen, der Wirbelsäule (Abb. 4), der Schulter und dem Hals, sind nicht

Beweglichkeitseinschränkungen mit krankhaften Ursachen gehören in therapeutische Hände.

Wirbelsäulenrotation.

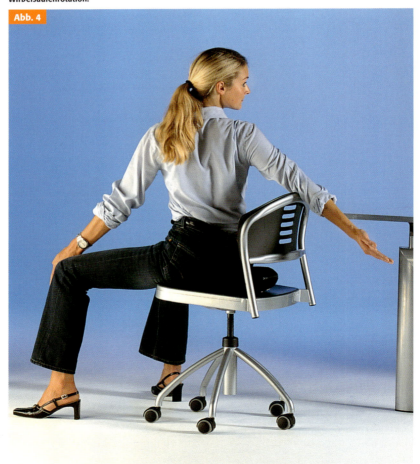

Abb. 4

gelenkiger (knochiger) Natur, sondern abhängig vom aktiven Bewegungssystem. Entsprechend kann die Beweglichkeit in diesen Bereichen beeinflusst und verbessert werden.

Faktoren, welche die Beweglichkeit beeinflussen

Wahrscheinlich ist die individuelle Beweglichkeit abhängig von der familiären Disposition. Ein weiterer, relevanter Faktor ist das Geschlecht. Üblicherweise sind Frauen beweglicher als Männer, was vermutlich auf die unterschiedliche, hormonell bedingte Zusammensetzung der Gewebe zurückzuführen ist.

Selbst die Tageszeit beeinflusst unsere Beweglichkeit: Vor 10 Uhr vormittags ist die körperliche »Empfindlichkeit« größer. Das heißt, der gleiche Dehnungsreiz wird am Morgen viel früher wahrgenommen beziehungsweise früher als unangenehm empfunden als am Abend.

Die Körpertemperatur übt ebenfalls einen wichtigen Einfluss auf die Beweglichkeit aus. Zwar bleibt die Körperkerntemperatur immer gleich, aber die Temperatur in den Extremitäten verändert sich je nach Aktivität. Die grundlegende Stoffwechselaktivität, die Bewegung überhaupt ermöglicht, setzt als Nebenprodukt immer Wärme frei. Diese Wärme verbessert die Fließeigenschaften im ganzen Körper und erleichtert die visco-elastische Verformung, das heißt die Verlängerung der Muskeln. Gerade deshalb ist es sinnvoll, sich vor intensiven Dehnungen gut aufzuwärmen.

Als wichtigster Faktor, der die Beweglichkeit sowohl einschränken als auch verbessern kann, gilt die Funktion des Muskels. Die Art, wie der Körper »gebraucht« oder bewegt wird, entscheidet darüber, welche Bewegungsradien in welchem Umfang ausgeführt werden können. Hier gilt: »Die Form entsteht durch die Funktion.« Warum sollte der Körper gewisse Bewegungsradien aufrechterhalten, wenn sie ihm nie abverlangt werden? Der Körper ist ein Minimalist mit unglaublichen Ressourcen. Er stellt sich immer genau auf die Anforderungen ein, welche von ihm verlangt werden.

Außer bei einem Krankheitsbild geht einer strukturellen Verkürzung eines Muskels immer ein individuelles, einseitiges Bewegungsverhalten voraus. Durch sein individuelles Verhalten gelangt jeder Mensch zu seinen Bewegungsradien und damit zu seiner eigenen und ganz persönlichen Norm. Diese Norm ist jedoch veränderbar. Regelmäßiges Dehnen kann die Beweglichkeit erhalten oder verbessern, je nachdem, wie das Dehnen angewendet wird.

Was genau wird gedehnt?

Dehnungsreize wirken in erster Linie auf das Nervensystem, auf die neurale Steuerung, also genau dort, wo die individuelle Norm als Vorlage (neuraler Print) abgelegt (programmiert) ist. Verbesserungen der Beweglichkeit werden immer über diese neuralen Programme erzielt.

In zweiter Linie, nämlich auf der Körperebene, wirken Dehnungsreize laut wissenschaftlicher Erkenntnisse vorwie-

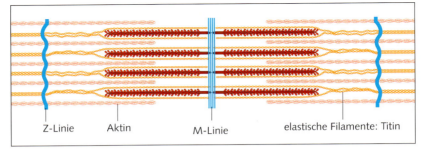

Abb. 5
Pro Myosin-Filament gibt es sechs oder zwölf Titin-Filamente, die wie eine Feder den passiven Muskel in seine »Normlänge« zurückziehen.

gend auf das Bindegewebe und hier wiederum hauptsächlich auf das bindegewebige Filament Titin (Abb. 5). Das Titin ist eine Art Feder. Es übernimmt die Aufgabe, einen exzentrisch verformten (in die Länge gezogenen) Muskel wieder in seine Normlänge zurückzubringen.
Durch Dehnungsreize wird diese »Titin-Feder« gleichzeitig elastischer und reißfester. Zusammen mit der neuen neuralen Toleranz vergrößert sich der Bewegungsradius – korrektes Dehnen vorausgesetzt.

Wirkung des Dehnens auf Körper, Geist und Seele

Wohl jeder Mensch sehnt sich nach innerer Ausgeglichenheit und strebt nach Harmonie von Körper, Geist und Seele. Diesem Wunsch wird Stretching in geradezu idealer Weise gerecht. Ich bezeichne es deshalb gern auch als Bewegungsmeditation, denn mit dieser achtsamen Form des Bewegens und Dehnens werden Körper und Psyche als Einheit gepflegt. Durch regelmäßiges Dehnen, ausgeführt mit der dazu notwendigen Sorgfalt und inneren Ruhe, erleben Sie eine Befreiung von einengenden Strukturen der Gelenke sowie Muskeln *und* der Seele. Dies wirkt sich auf sämtliche sportlichen Aktivitäten aus, vor allem aber auch auf Ihr körperliches und seelisches Wohlbefinden im Alltag.
Regelmäßiges Dehnen macht Sie mit Ihrem eigenen Körper vertraut. Sie schaffen damit eine ganz selbstverständliche und natürliche Beziehung zum eigenen Körper. So betrachtet fördert Stretching die positive Einstellung zu sich selbst als Ganzes, als eine Einheit von Körper, Geist und Seele. Gleichzeitig wächst dabei das Körper- und damit auch das Selbstbewusstsein. Stretching vergrößert nicht nur den Bewegungsradius von Gelenken und fördert die Dehnbarkeit und Einsatzbereitschaft der Skelettmuskeln; Stretching macht Sie mit allen Teilen des eigenen Körpers und seinen Bewegungsmöglichkeiten vertraut.
Als weiteren positiven Effekt spüren Sie, wie Ihre Atmung in den unterschiedlichen Übungspositionen wieder ungehindert und unverkrampft fließen und den Körper mit ausreichend

Sauerstoff versorgen kann. Die Auswirkungen von Stretching im Sinne einer Bewegungsmeditation sind unter anderem Ausgeglichenheit, eine positive Grundstimmung, Willensstärke, Durchhaltevermögen, Ausdauer, Muskelkraft und Geschicklichkeit. Sie werden Ihren Körper als Ganzes, aber auch einzelne Bewegungen als Teil seiner selbst erleben und damit als schön und harmonisch empfinden. Diese Schönheit und Harmonie strahlen Sie auch aus.

Manche Menschen von heute wirken wie in eine Form gepresst. Schönheit zeigt sich jedoch nicht in einem vorgefassten Bild, dem man nachzueifern versucht, auch nicht in einer scheinbar makellosen Oberfläche, oder misst sich gar daran, ob jemand grobe oder feine Züge hat. Sie offenbart sich vielmehr darin, wie die Menschen sich im Raum bewegen: mit dem Bewusstsein ob ihrer selbst als tragende Kraft. Dieses Selbstbewusstsein ist der wunder- und wertvolle Nebeneffekt, den Sie mit Stretching erreichen können.

Stretching – wie jede Bewegung überhaupt – verbessert den Stoffwechsel in allen Geweben. Die Bewegung fördert die Durchblutung sowie die Zugspannung und den Aufbau der kollagenen (eiweißhaltigen) Fasern des Bindegewebes. Diese Stoffwechselaktivität ist wichtig, denn sie erhält oder verbessert das Gewebe und die damit verbundenen Funktionen. Das heißt:

- Die Nerven in den Bändern, Sehnen und Muskeln leiten die Informationen schneller,
- das Sehnen- und Bindegewebe wird reißfester,
- die Muskeln verbessern ihre Fähigkeit, sich zu verformen,
- die Koordination wird präziser,
- das Nervensystem wird Dehnungsreizen gegenüber toleranter.

Abgesehen von diesen messbaren Veränderungen beeinflussen kleine, präzise Bewegungen das Körper- und Bewegungsbewusstsein sowie die Selbst- und Tiefenwahrnehmung auf körperlicher wie auch auf psychisch-emotionaler Ebene.

Kleine, präzise Bewegungen bedingen eine sehr gezielte Bewegungsausführung. Diese »Bewegungsansteuerungen« und die damit verbundene Konzentration verfeinern die Selbstwahrnehmung mehr und mehr. Das entstehende tiefe, differenzierte Körpergefühl, wie die Fähigkeit, präzise Bewegung auszuführen, verbessert die Selbstsicherheit, bringt Sinnlichkeit und Ausstrahlung.

Zentrieren Sie sich aktiv

Dehnen oder Stretching ist ein wertvolles Instrument, um der alltäglichen Hetzerei, dem »rastlosen Rennen« entgegenzuwirken. Viele Stresssituationen im Alltag sind meist geistiger Art, beispielsweise Zeitdruck, Kommunikationsprobleme, Entscheidungsdruck, wirtschaftliche oder existenzielle Sorgen und Ängste. Energie wird also überwiegend vom Kopf oder von den Emotionen beansprucht.

Stretching eröffnet die Möglichkeit, sich von den Anstrengungen des Tages gekonnt und aktiv zu erholen: Bewusst ausgeführte Dehnpositionen bringen die Energie und die Wahrnehmung zurück in den Körper. Die Langsamkeit der Übungsausführung bewirkt Ruhe und Konzentration, die tiefe Atmung führt zu Entspannung und Erholung. All diese Effekte ermöglichen Distanz zum Alltagsstress und zu den täglichen Belastungen. Bewusst ausgeführtes Dehnen, das nach innen Spüren und Hören ermöglicht Reflexion, Ruhe und Gelassenheit.

Beweglichkeit – was ist normal?

Angeboren oder antrainiert

Für die Beweglichkeit gibt es keine allgemein gültigen Normwerte. Vielmehr bestimmen – wie bereits erwähnt – verschiedene Faktoren den Grad an Beweglichkeit, wie Vererbung, Geschlecht, Tageszeit, Körperwärme und vor allem auch, wie der Körper »gebraucht« wird. Menschen, die vorwiegend im Sitzen arbeiten, für jeden Weg das Auto nehmen und den Fahrstuhl der Treppe vorziehen, werden in ihrer Beweglichkeit wahrscheinlich eingeschränkt sein. Dennoch kann dieser Personenkreis beispielsweise aufgrund familiärer Disposition beweglicher sein als jemand, der sich nur mäßig sportlich betätigt.

Selbstverständlich existieren aber auch Spezialnormen. So müssen beispielsweise Tänzerinnen und Tänzer einen sehr hohen Grad an Beweglichkeit haben, um den Anforderungen ihres Berufs gerecht zu werden. Eine solch hohe und über das normale Maß hinausreichende Beweglichkeit kann nicht nur »angeboren« sein, sondern muss immer wieder trainiert und aufrechterhalten werden.

Im direkten Vergleich mit einer Tänzerin oder einem Tänzer verfügt ein Fußballspieler dagegen über eine eher eingeschränkte Beweglichkeit. Obwohl auch in dieser Sportart die Anforderungen an die Beweglichkeit immer größer

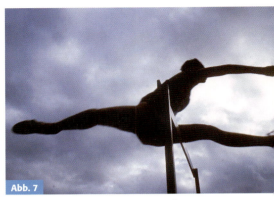

Abb. 7
Bei diesem Hürdenläufer ist die enorme Spreizfähigkeit der Beine besonders gut zu erkennen.

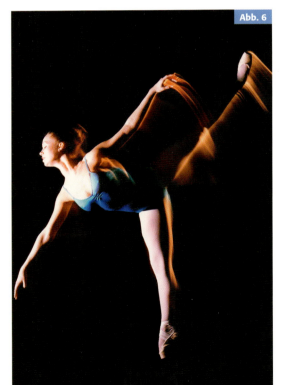

Abb. 6
Tänzer und Tänzerinnen verfügen über eine große Dehnfähigkeit.

werden, muss ein Fußballer nie Bewegungsradien in dem Ausmaß ausführen können wie ein Tänzer oder jemand aus dem Bereich Sportgymnastik und anderen Sportarten.

Bei Läufern oder beim Wandern wird die Leistungsfähigkeit von der Beweglichkeit nur wenig beeinflusst. Wenn es denn geschieht, dann nur indirekt über das Körperbefinden: Es ist nicht angenehm, mit Muskelverspannungen zu laufen oder zu wandern. Da solche Verspannungen zu chronischen Entzündungen führen können, ist es auch hier wichtig, für eine gute Beweglichkeit zu sorgen.

Wie viel Beweglichkeit braucht der Mensch?

Ideal wäre eine funktionelle, natürliche Beweglichkeit. Deshalb gilt für den Gesundheitssport, sich diese Beweglichkeit zurückzuerobern oder aufrechtzuerhalten.

Dehnungen, die diesen Anspruch an eine funktionelle, natürliche Beweglichkeit unterstützen, erhalten die Gelenke gesund, steigern das persönliche Wohlbefinden und verbessern die Körperhaltung. Alle Trainingsreize und ganz speziell die Dehnungsreize dürfen jedoch den Aspekt »aufrechte Körperhaltung« nie aus den Augen verlieren.

Die aufrechte Haltung

Die aufrechte Haltung ist einer der wichtigsten Aspekte in meiner Arbeit als Trainerin und Ausbilderin. Da eine detaillierte Behandlung dieses umfassenden Themas den Rahmen dieses Buches sprengen würde, möchte ich an dieser Stelle lediglich auf das Wesentliche eingehen.

Viele Menschen befinden sich, selbst wenn sie aufrecht stehen, in einer ständigen Beugehaltung. Schuld daran ist vorwiegend das lange, monotone Sitzen, wie es die Ausübung vieler Berufe des modernen Lebens verlangt. Dadurch werden gewisse Muskeln ständig gedehnt, andere hingegen vorwiegend konzentrisch, also kurz gebraucht. Setzt man einer solchen Beugehaltung keine Gegenimpulse entgegen, verliert die

Trotz oder wegen der schweren Last halten sich diese drei Frauen völlig aufrecht.

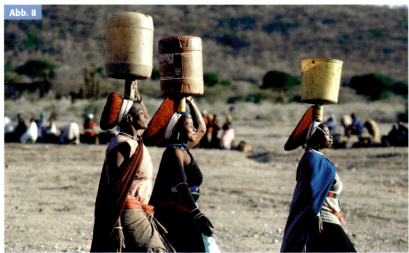

Abb. 8

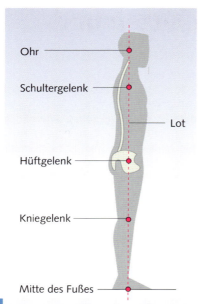

Abb. 9

Ermittlung der guten Körperhaltung durch den »Lotlinientest«.

Haltung, ein eingezogenes Becken sind falsche Ideale und verleiten dazu, ebenso falsche (weil nicht körpergerechte) Haltungen einzunehmen. Vielmehr gilt es Folgendes zu beachten:
- Eine aufrechte Haltung, die Sinn macht und gesund ist, wirkt der Schwerkraft dynamisch entgegen. Es ist eine Körperhaltung, in der die Gelenke in ihrer anatomisch-physiologischen Form belastet werden.
- Die aufrechte Haltung fordert von der Muskulatur den kleinstmöglichen Kraftaufwand, um zu gehen, zu stehen oder zu sitzen. Die Kraft ist gleichmäßig auf Beuge- und Streckmuskulatur verteilt, die Muskulatur ist ausbalanciert.

Im Kapitel »Beugehaltung im Sitzen und Pflichtdehnbereiche« finden Sie als Basisprogramm diejenigen Übungen, mit denen Sie eine aufrechte Körperhaltung gezielt fördern können.

Hypermobilität

Dehnkritiker begründen ihre Ablehnung häufig mit dem Argument, dass Dehnungen zu einer Hypermobilität (Überbeweglichkeit) führen können oder diese bei bereits überbeweglichen Menschen noch verschlimmern.
Dieses Argument ist nicht haltbar. Weil es keine Normwerte gibt, kann Überbeweglichkeit – wenn überhaupt – nur im therapeutischen Zusammenhang festgestellt werden. Würde dabei tatsächlich eine Überbeweglichkeit, das heißt belastende oder gar schädigende Beweglichkeit festgestellt, kann dieser nur mit Koordinations- und Krafttraining entgegengewirkt werden, aber niemals durch Vermeiden von Dehnungen.

Muskulatur mit der Zeit die Fähigkeit, in ihre kurze Normlänge zurückzufedern beziehungsweise ihre lange Normlänge zu halten.
Gerade Dehnungsreize können die aufrechte Körperhaltung wirksam unterstützen. Weil es allerdings unmöglich ist, ständig daran zu denken, eine aufrechte Haltung einzunehmen, muss sich die Muskulatur daran »erinnern«. Dies erreichen Sie, indem Sie die entsprechenden Dehnübungen regelmäßig ausführen. Im Laufe der Zeit erlangt die Muskulatur ihre Elastizität wieder zurück und der Körper kann ohne Anstrengung aufrecht gehalten werden, einfach weil die Muskulatur ausbalanciert ist.
Zusätzlich sei betont, dass Haltungshinweise wie »Bauch rein, Brust raus!«, »Sitz gerade!« oder »Gesäß anspannen, Bauch einziehen!« zwar häufig gut gemeint, als Aussage oder Unterstützung jedoch falsch sind. Ein flacher und gerader Rücken, eine senkrechte

Beugehaltung im Sitzen und Pflichtdehnbereiche

Voraussetzungen für ein harmonisches Körperbild

Was in unserer Zeit als schön und attraktiv gilt, entspricht der Körperform, die sich ergibt, wenn ein Training gesund ist, das heißt dem physiologischen Zustand entspricht. Stretching ist ein Gesundheitstraining, das Ihrem Körper Spannkraft, Energie und Ausstrahlung verleiht. Der Schlüssel dazu sind regelmäßige sowie sehr präzise ausgeführte Dehnübungen und – ganz wichtig – die Ausgleichsbewegungen zur Beugehaltung.

Ein harmonisches, schönes Körperbild zeigt sich in der aufrechten Körperhaltung (Abb. 10). Dieses Ziel habe ich vor Augen bei der Beschreibung der Pflichtdehnbereiche, wie ich sie nenne. Gemeint sind damit die fünf Körperbereiche, deren Muskulatur mit ebenso vielen (oder ebenso wenigen) Übungen optimal in Form gebracht werden kann.

Wie bereits erwähnt, befinden sich die meisten Menschen in einer konstanten Beugehaltung, verursacht durch das viele Sitzen vor dem Computer, am Schreibtisch oder im Auto. Dies hat einerseits eine ständige Verkürzung und andererseits eine ständige Verlängerung gewisser Muskelgruppen zur Folge. Die so einerseits ständig verkürzten und andererseits ständig verlängerten Muskeln sind mit der Zeit nicht mehr in der Lage, in ihre kurze beziehungsweise lange Form zurückzufedern. Sie spüren das am besten, wenn Sie versuchen, willentlich eine aufrechte Haltung einzunehmen. Da ziept und knackt es, und Sie werden diese willentlich eingenommene Haltung als unbequem oder gar als unphysiologisch empfinden.

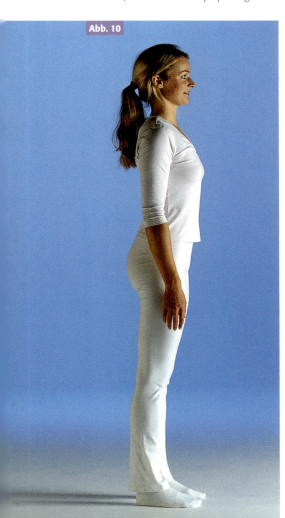

Abb. 10

Aufrechte Körperhaltung.

Dehnung ist für jene Körperbereiche gut, die »zusammengezogen« werden, dort also, wo die Muskeln kurz sind.

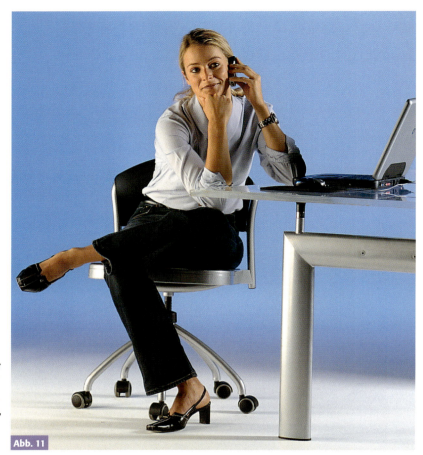

Abb. 11

Bevor die Pflichtdehnbereiche näher behandelt werden, möchte ich deshalb erst beschreiben, wie sich die ständige Beugehaltung beim Sitzen auf die Muskulatur und damit auf den Körper auswirkt.

Sitzen und Beugung

Im Alltag beim vielen Sitzen, aber auch im individuellen Sport arbeiten gewisse Muskeln übermäßig konzentrisch (kurz). Gerade hier sind Dehnungsreize sinn- und wertvoll (Abb. 11). Die meisten Menschen halten sich im Alltag überwiegend in gebeugter Sitzhaltung auf. Evolutionsbedingt ist unser Körper jedoch nicht zum Sitzen geschaffen. Speziell monotones langes Sitzen und Sitzen in Beugehaltung ist denkbar ungeeignet für alle Körpersysteme. Diese Sitzbelastungen, Haltungsgewohnheiten und -abschwächungen übertragen sich auf die stehende und bewegte Körperhaltung. Übermäßig langes Sitzen führt deshalb zu Beugehaltungen, Haltungsschwächen und Belastung der Gelenke.

Sitzen und Stress

Wenn zum vielen Sitzen auch noch psychisch-emotionaler Stress hinzukommt, bedeutet das für die Muskeln nicht nur einseitige Arbeit, sondern zusätzliche Spannung und für den ganzen Körper eine weitere Belastung. Diese Belastung, dieser Stress, hat – abgesehen von den Stresssymptomen der anderen Körpersysteme – immer eine muskuläre Anspannung zur Folge. Bei chronischer Anspannung werden aus diesen **An**spannungen **Ver**spannungen. Symptome solcher Verspannungen sind Schmerzen im Schulter- und Halsbereich, Kopfschmerzen, Konzentrationsschwäche, Verschlechterung der Sehkraft, schlechte, oberflächliche Atmung, Rückenschmerzen, Kribbeln in den Fingerspitzen und vieles mehr.

Eine Möglichkeit, dies zu verhindern wäre natürlich, immer in aufrechter Haltung zu sitzen. Erfahrungsgemäß ist dies jedoch so gut wie nicht machbar. Wir könnten zwar versuchen, stündlich daran zu denken, uns aufrecht hinzusetzen. Sobald wir uns aber wieder in die Arbeit vertieft haben, wird unser Körper diesen Befehl vergessen und erneut eine Beugehaltung einnehmen. Machbar hingegen sind regelmäßige Bewegungspausen. In diesen Pausen können Sie mittels Ausgleichsbewegungen zur Beugehaltung und einer aktiven Dehnung des Brustkorbs der einseitigen Beanspruchung des Körpers entgegenwirken (Abb. 12).

Streckung und Mobilisation zur Entlastung bei monotoner Sitzhaltung.

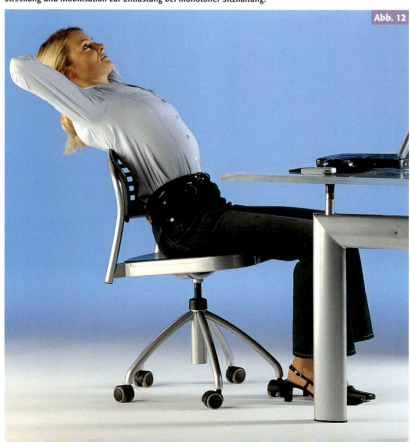

Abb. 12

Die fünf Pflichtdehnbereiche als Basis

Um die Übungsauswahl zu erleichtern, sind im Folgenden die fünf Pflichtdehnbereiche definiert (Abb. 13). Auf diese Körperbereiche sollten Sie Ihr ganzes Augenmerk lenken. Die entsprechenden Dehnübungen bilden ein Basisprogramm und sind so ausgewählt, dass sie die aufrechte Haltung unterstützen und nicht noch zusätzliche Beugereize auf den Körper ausüben.

> Diese fünf Pflichtdehnbereiche sind auch die wichtigsten Körperbereiche beim Nachdehnen.

Ergänzungen für ein umfassendes Dehnprogramm

Je nach persönlichem Bedürfnis können diese fünf zentralen Körperbereiche wie in Abb. 14 gezeigt zu einem umfassenden Dehnprogramm ergänzt werden.
Üblicherweise wird angenommen, dass die Bauchmuskulatur abgeschwächt ist. Man vergisst dabei gern, dass durch Fehlhaltungen diese Muskulatur auch stark zur »Verkürzung« neigt.

> Je nach Befinden dürfen natürlich auch alle anderen Körperbereiche gedehnt werden, jedoch **nicht** die Muskulatur der Brustwirbelsäule in Richtung Beugung!

Abb. 13

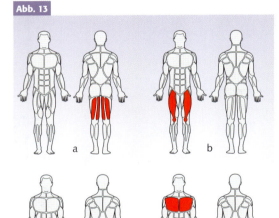
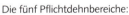
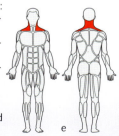

Die fünf Pflichtdehnbereiche:
a Oberschenkelmuskulatur hinten
b Oberschenkelmuskulatur vorne
c Oberschenkelmuskulatur innen
d Brustkorbmuskulatur vorne
e Halsmuskulatur hinten und seitlich

Abb. 14

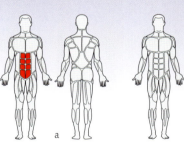
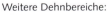
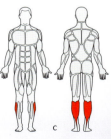

Weitere Dehnbereiche:
a Bauch
b Gesäß
c Wade

Dehnübungen in der maximalen Beugung sind eine große Belastung für die Bandscheiben und deshalb zu vermeiden.

Die Beugefähigkeit der Brustwirbelsäule soll nicht verstärkt, die Beugebelastung nicht noch zusätzlich vergrößert werden (Abb. 15).
Die Wirbelsäule soll in alle Bewegungsrichtungen mobilisiert werden und zwar jeweils bis ans Bewegungsende (Abb. 16+17). Dadurch wird die momentane Beweglichkeit erhalten und der Gelenkstoffwechsel aktiviert.

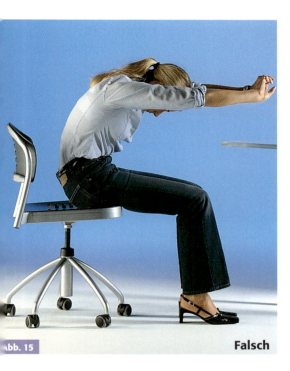

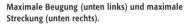

Maximale Beugung (unten links) und maximale Streckung (unten rechts).

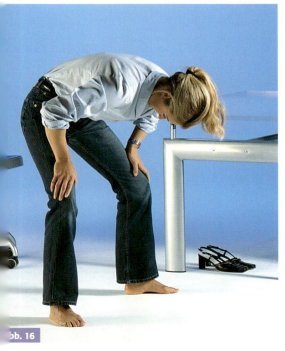

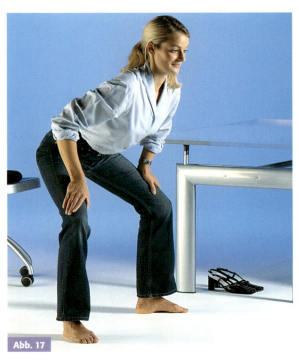

Effizientes Dehnen

Dehnen – aber richtig

Damit sich eine Wirksamkeit des Dehnens auf den Körper überhaupt nachweisen lässt, muss als Erstes ein klares Ziel definiert werden. Das Ziel von Stretching ist, die Beweglichkeit zu erhalten oder zu verbessern. Außerdem kann Stretching in einer Qualität ausgeführt werden, welche die Atmung vertieft und das Wohlbefinden steigert. Dies sind die messbaren Effekte des Dehnens. Daneben gibt es aber noch die Empfindungen, was Stretching im eigenen Körper bewirkt und wie es sich auf das individuelle Wohlbefinden auswirkt. Auch diese subjektiven Erfahrungen müssen ernst genommen werden. In meinen Stretching-Seminaren mit Erwachsenen und speziell bei Senioren mache ich jedesmal die Erfahrung, in welch hohem Maß eine freie Beweglichkeit und Geschmeidigkeit das Wohlbefinden steigern.

Während meiner Tätigkeit als Ausbilderin erlebe ich immer wieder, dass Trainerinnen und Trainer nach *der* besten Dehntechnik suchen, mit welcher die beiden ersten, messbaren Aspekte (Beweglichkeit erhalten und verbessern) erzielt werden können. Meine Erfahrung zeigt jedoch, dass nicht die Technik zum Erfolg führt, sondern die Kombination von drei Faktoren: der Intensität der Dehnung, der Präzision der Ausführung und der Regelmäßigkeit in der Anwendung.

> **Intensität + Präzision + Regelmäßigkeit = erfolgreiche Resultate.**

Die drei Intensitäten

Im Stretching werden drei Intensitäten unterschieden:
- sanfte Dehnung,
- mittlere Dehnung und
- hohe (intensive) Dehnung.

Untersuchungen zeigen, dass alle drei Intensitäten effektiv sind: Dehnungen in sanfter und mittlerer Intensität erhalten die vorhandene Beweglichkeit, Dehnungen in mittlerer und hoher Intensität verbessern die Beweglichkeit.

> - **Sanfte Intensität = leichtes Ziehen**
> - **Mittlere Intensität = deutliche Dehnspannung**
> - **Hohe Intensität = maximal erträgliche Dehnspannung**

Soll die Beweglichkeit erheblich vergrößert werden, empfiehlt es sich also, überwiegend hohe und maximal hohe Dehnungsreize zu setzen. Werden die entsprechenden Dehnübungen mit wachem Körperbewusstsein ausgeführt, kann in einer solch hohen Intensität gedehnt werden, ohne dabei ein größeres Verletzungsrisiko einzugehen. Je häufiger ein Dehnprogramm ausgeführt wird, desto angenehmer fühlt es sich an, weil das Nervensystem auf die Dehnungsreize immer toleranter reagiert. Dehnungen, die zu Beginn fast schmerzen, empfindet der oder die Übende bald als wohltuend. Das bedeutet aber keinesfalls, dass über die individuelle Schmerzgrenze hinaus gedehnt werden soll! Vielmehr soll in guter Intensität und mit hoher Präzision weiter gedehnt werden.

Dynamisches Dehnen der rückwärtigen Oberschenkelmuskulatur durch rhythmische Beckenbewegungen.

Die verschiedenen Techniken

Je nach Dehnanwendung eignen sich folgende Dehntechniken:
- das dynamische Dehnen,
- das Anspannen-Entspannen-Dehnen,
- das sog. »bewegt-statische« Dehnen, und, wenn richtig ausgeführt, auch
- das Partner-Stretching.

Das dynamische Dehnen

Zu dieser Technik gehört, dass die jeweilige Dehnung mit kleinen rhythmischen Bewegungen abgeschlossen wird, und zwar mit mindestens 4 bis maximal 16 rhythmischen Bewegungen. Dieser dynamische Akzent am Bewegungsende soll nicht mit großen Schwungbewegungen gesetzt werden! Gemeint ist ein feines, rhythmisches Nachwippen am Schluss der Dehnbewegung, was deren Wirkung zusätzlich verstärkt. Dehnen Sie in dieser Technik zu Musik, eignen sich 4, 8, 12 oder 16 Bewegungen im Takt der Musik. Ohne Musik wählen Sie ein eigenes, Ihnen angenehmes Tempo.

> **Achtung:** Verwechseln Sie die kleinen rhythmischen Bewegungen beim dynamischen Dehnen nicht mit den großen Schwungbewegungen, wie sie früher ausgeführt wurden!

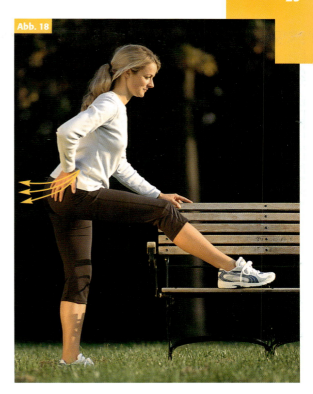

Abb. 18

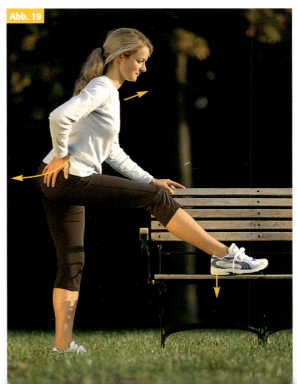

Abb. 19

Die Ferse wird in der Dehnposition ca. 10 Sekunden lang nach unten gedrückt. Dann wieder loslassen und in die Dehnung vom Becken her nachsinken.

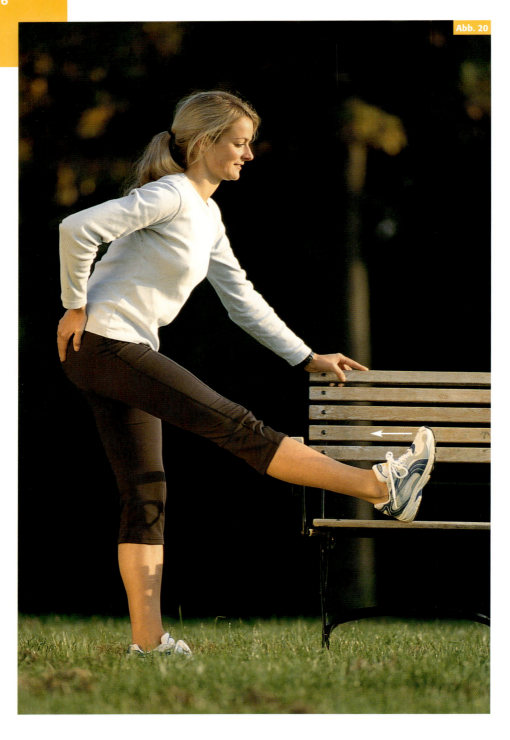

Abb. 20

Die Bewegungen während derselben Dehnposition sind:
– zuerst das Knie leicht beugen, dann strecken,
– jetzt das Bein leicht ausdrehen und wieder zurück in die Ausgangslage bringen,
– anschließend das Becken mehr kippen und den Fuß anziehen.
Die Bewegung findet immer nach 6–10 Sekunden statt.
Wird der Vorfuß angezogen, kommt der Ischiasnerv unter Zugspannung.

Das Anspannen-Entspannen-Dehnen

Es gibt unterschiedliche Bezeichnungen für diese Dehntechnik und ebenso unterschiedliche Arten, sie auszuführen. Alle basieren jedoch darauf, dass ein Muskel während der Dehnung mehrere Sekunden aktiv angespannt und dann bewusst losgelassen und weiter gedehnt wird.
Zu empfehlen ist folgende Vorgehensweise:
▶ Gehen Sie in eine Dehnposition, bis sich ein Dehnreiz einstellt (deutliches Ziehen).
▶ Spannen Sie dann die gedehnte Muskulatur 5–10 Sekunden lang bewusst an.
▶ Jetzt atmen Sie langsam und tief aus, lassen dabei gleichzeitig die Muskelspannung los und sinken in die Dehnung nach.

Das bewegt-statische Dehnen

Mit »bewegt-statisch« bezeichne ich eine Dehntechnik, die sich vom gehaltenen, fast statischen Dehnen durch langsame, kleine Bewegungen während der Dehnung deutlich unterscheidet.
Wenn Sie nach dieser Methode dehnen möchten, gehen Sie folgendermaßen vor:
▶ Nehmen Sie eine Dehnposition in der gewählten Intensität ein.
▶ Halten Sie nun diese Position etwa 6–10 Sekunden lang.
▶ Führen Sie anschließend eine kleine Bewegung aus, mit der Sie die Winkelstellung des Muskels ändern.
▶ Sie können während der gewählten Dehnposition verschiedene solche Bewegungen ausführen.

Diese Dehntechnik erlaubt Ihnen einerseits, sich förmlich in die Dehnung hineinzubewegen, und andererseits, immer wieder neue Muskelanteile zu dehnen. Gerade deshalb eignet sich diese Methode besonders, um ein gutes Körper- und Bewegungsbewusstsein zu erlangen, darüber hinaus vermittelt sie ein angenehmes Dehngefühl und lässt mehr *unterschiedliche* Dehnungsreize zu als das klassische statische Dehnen.
Außerdem wird diesen Bewegungen zugeschrieben, dass sie die Durchblutungssituation im gedehnten Bereich optimieren.

Partner-Stretching

Partner-Stretching hat sich in Untersuchungen gut bewährt. Ich möchte diese Technik an dieser Stelle jedoch nicht empfehlen. Partnerübungen sollten nur unter der Leitung von erfahrenen Trainern oder Therapeuten ausgeführt werden, die gute Kenntnisse in Anatomie und Physiologie besitzen.

> **Grundsätzlich empfehle ich Ihnen, in der Technik zu dehnen, die Ihnen ein angenehmes, intensives Dehngefühl verschafft.**

Wann welche Dehntechnik gewählt werden soll, hängt vom Ziel der Dehnanwendung ab:

- Vor einer sportlichen Leistung, nach dem Aufwärmen, wird das dynamische Dehnen empfohlen: angenehm intensive Bewegungen, ohne Entspannung.
- Für das Nachdehnen, nach einer sportlicher Leistung oder einem Bewegungssport, wird das »bewegt-statische Dehnen« empfohlen: ruhige, gehaltene Dehnungen mit langsamen Bewegungen, als wollte man sich in die Dehnungen hineinbewegen.
- Um die Beweglichkeit zu trainieren, also zur Erhaltung beziehungsweise Verbesserung der Beweglichkeit, empfehle ich das bewegt-statische Dehnen, kombiniert mit dynamischem Dehnen und dem Anspannen-Entspannen-Dehnen: die Kombination dieser Technik ist besonders Erfolg versprechenden.

Stretching sinnvoll eingesetzt

Stretching wird richtig zum Vor- oder Nachdehnen vor und nach dem leistungsorientierten Sport wie auch als eigenständiges Beweglichkeitstraining eingesetzt.

Stretching ist keine Aufwärmtechnik! Wärmen Sie Ihren Körper deshalb auf, bevor Sie vordehnen!

Um das Verletzungsrisiko so gering wie möglich zu halten, sollten Sie grundsätzlich den Körper vor jeder Leistung aufwärmen. Am besten eignen sich hierzu Einlaufen und Mobilisationsübungen.

Vordehnen

Vor einer sportlichen Leistung muss nur dann gedehnt werden, wenn das anschließende Training Bewegungen im maximalen Bewegungsradius fordert. Dies ist beispielsweise der Fall bei Ballett, Tennis, Hürdenlauf und Fußball. Welche Körperbereiche gedehnt und welche Übungen dafür ausgewählt werden, ist abhängig von der nachfolgenden sportlichen Aktivität.
Diejenigen unter Ihnen, die gern vordehnen, dürfen dies natürlich immer tun. Für diese Art grundsätzliches Vordehnen empfehle ich den gleichen Übungsablauf wie beim Nachdehnen, jedoch die dynamische Dehntechnik mit kurzen Dehnpositionen (maximal bis 10 Sekunden).

Nachdehnen

Das Nachdehnen umfasst wenigstens die fünf Pflichtdehnbereiche. Besser noch: Sie ergänzen diese mit zusätzlichen Dehnungen – je nach ausgeführtem Training und entsprechend beanspruchter Muskulatur.

Nachdehnen gehört zu jedem Training.

Dehnen Sie langsam! Entspannung und Erholung sind jetzt erwünscht, und Sie sollten die jeweilige Dehnposition deshalb zwischen 10 und 90 Sekunden halten – einfach so lange, wie sie sich angenehm anfühlt. Als erholsamste Technik für das Nachdehnen hat sich die bewegt-statische Methode bewährt. Wenn Sie diesen Übungsablauf beim Nachdehnen

Achtung: Keine hohen Dehnungsreize, wenn der Körper übermüdet oder erschöpft ist!

regelmäßig ausführen und ebenso regelmäßig hohe Dehnungsreize setzen, werden Sie Ihre Beweglichkeit nicht nur erhalten, sondern sogar deutlich verbessern.

Beweglichkeitstraining oder Stretch-Training

Ein eigentliches Stretch-Training empfiehlt sich dann, wenn die Beweglichkeit umfassend verbessert werden soll. Also dann, wenn für die Ausübung einer Sportart höchste Anforderungen an die Beweglichkeit gestellt werden, wie beispielsweise für Tanz, rhythmische Gymnastik und Ähnliches. Solch extreme Dehnungen mit maximal intensiven Dehnungsreizen sollten nur unter guter und erfahrener Anleitung ausgeführt werden.

Präzision, Konzentration und Regelmäßigkeit

Damit Stretching etwas bewirkt, müssen die jeweiligen Dehnübungen präzise ausgeführt werden. Für diese Präzision sind eine gute Konzentration und ein gutes Körpergefühl Voraussetzung. Weil bei allen Dehnübungen genügend Zeit vorhanden ist, um die Aufmerksamkeit auf den Dehnbereich zu richten, wird sich das Körpergefühl und damit auch die Präzision der Übungsausführung von Mal zu Mal verbessern.

Die Kunst beim Stretching – speziell am Anfang, wo es noch schwierig ist, zwischen Dehn-Intensität und Dehn-Schmerz zu unterscheiden – besteht darin, dem Dehnungsreiz *nicht* auszuweichen, sondern gerade in dieser intensivsten Position zu bleiben, die Dehnung wirken zu lassen und mit dieser Intensität zu arbeiten. Regelmäßiges Ausführen der Dehnübungen und Kontinuität im Stretch-Training können nachhaltige Veränderungen bewirken.

Beweglichkeit erhalten

Wollen Sie Ihre Beweglichkeit erhalten, sollten Sie ca. dreimal pro Woche Dehnungsreize setzen. Angenommen, Sie betätigen sich einmal pro Woche sportlich und schließen dieses Training jeweils mit einem Nachdehnen ab, dann müssen Sie zusätzlich nur noch ein- bis zweimal pro Woche ein Dehnprogramm ausführen (beispielsweise wie auf dem Poster abgebildet).

Beweglichkeit steigern

Sie trainieren immer noch einmal pro Woche und schließen das Training mit einem Nachdehnen ab, wollen Ihre Beweglichkeit jedoch steigern. Dann müssen Sie zusätzlich zwei- bis dreimal pro Woche ein Dehnprogramm einplanen, wie auf Seite 94–95 empfohlen, es jedoch in hoher Intensität ausführen. Sie können sogar jeden Tag dehnen – allerdings dürfen Sie dann die Dehnungsreize nur in einer mittleren Intensität setzen.

Wollen Sie Ihre Beweglichkeit verbessern und dehnen deshalb in einer hohen und sehr hohen Intensität, sollten Sie mindestens dreimal, jedoch nie mehr als fünfmal pro Woche dehnen.

Bewegungen in den Alltag integrieren

Die in diesem Buch empfohlenen Ausgleichsbewegungen, Dehnprogramme

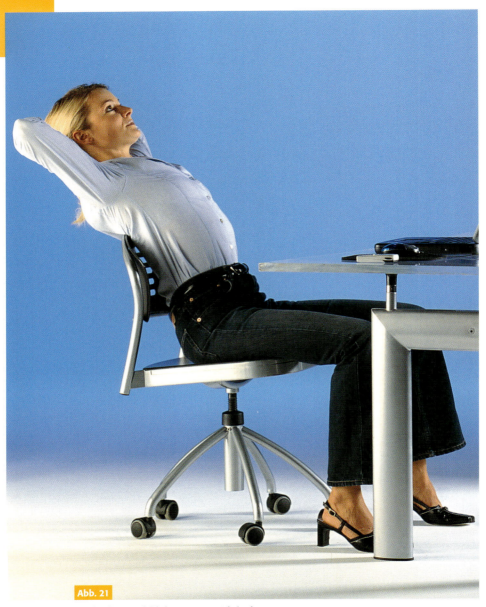

Abb. 21

Regelmäßige Ausgleichsbewegung am Arbeitsplatz.

und Mobilisationen zeigen ihre konkrete Wirkung nur dann, wenn sie »alltäglich« werden, also regelmäßig ausgeführt (je nach Zielsetzung mindestens dreimal pro Woche und mehr) und in Ihren Alltag integriert werden. Als Erinnerungsstütze finden Sie sämtliche Bewegungsabläufe im »handlichen« Kleinformat zusammengestellt am Ende der Übungsbeschreibungen. Sie können die entsprechende Seite einfach kopieren und dort aufhängen, wo Sie daran erinnert werden wollen, Ihrem Körper etwas Gutes zu tun:

- Kleben Sie beispielsweise die Ausgleichsbewegungen zur Beugehaltung an Ihren Computer oder an den Kaffeeautomaten.
- Die Mobilisationen zum Wachwerden hängen Sie vielleicht dort auf, wo Sie morgens wach werden – also im Badezimmer oder über der Kaffeemaschine in der Küche. Während Sie auf den Kaffee warten, können Sie sich bereits angenehm auf den kommenden Tag einstimmen, indem Sie Ihren Körper durch entsprechende Übungen mobilisieren.
- Stecken Sie eine Kopie des Übungsablaufs für das Nachdehnen und für die Mobilisationen in Ihren Turnschuh oder in Ihre Sport- oder Jackentasche, bis Sie den ganzen Ablauf auswendig kennen; ebenso die Mobilisationen als Vorbereitung vor dem Sport zusammen mit dem Aufwärmen, das Nachdehnen als Trainingsabschluss nach dem »Abwärmen«.
- Das Poster mit dem Entspannungsritual für jeden Tag sollten Sie dort aufhängen, wo Sie die Übungen dann auch tatsächlich ausführen. Halten Sie hier auch die von Ihnen benötigten Hilfsmittel bereit, dazu vielleicht sogar entspannende Musik, wenn Sie dies wünschen.

> **Machen Sie Ihre individuellen Dehnprogramme oder das Entspannungsritual für jeden Tag zu Ihrer persönlichen Bewegungsmeditation.**

Je häufiger Sie sich strecken und mobilisieren, je vertrauter Ihnen die Bewegungen werden, desto angenehmer fühlen sie sich an. Achten Sie dann auch immer auf Ihre Atmung und die Körperhaltung, während Sie üben. Lassen Sie die Atmung ruhiger und tiefer werden, arbeiten Sie in der Körperhaltung immer Richtung Streckung, so dass Ihre Haltung immer aufrechter und schöner wird.

Stretching als Bewegungsmeditation

Die moderne Form der Entspannung

Stretching als Bewegungsmeditation aufgefasst ist eine westliche Form der Meditation. Ohne geistig-religiösen Anspruch, vielmehr auf eine körperlich fühlende und betrachtende Weise, ermöglicht Ihnen Stretching als Entspannungsritual, sich zu konzentrieren, zu zentrieren und von Belastendem zu distanzieren. Gleichzeitig können Sie sich dabei entspannen und mit Ihrem Körper verbinden.

Sämtliche Dehnungsabläufe in diesem Buch haben sich aus unserer heutigen Lebensführung ergeben, wie beispielsweise das Nachdehnen nach dem Jogging, die Gegenbewegung zur Beugehaltung und anderes mehr. Das heißt, Stretching bildet zu den körperlichen Beanspruchungen unserer modernen, westlichen Kultur mit ihren vielen Sitz-Jobs, der Auto-Mobilität und so weiter einen ebenso modernen, westlichen Gegenpol. Dass diese Bewegungsart gleichzeitig mental-meditiav wirkt oder ganz bewusst mit dieser Wirkung ausgeführt werden kann, ist einfach wunderbar. Da es beim Dehnen keinen Vergleich, also keinen Wettkampf gibt und jeder an seiner eigenen, »nur« subjektiv wahrnehmbaren Grenze arbeitet, ist diese Bewegungsform ideal, um sich »nach innen« zu begeben und sich mit seinem Körper vertieft auseinander zu setzen.
Entsprechend sind die verschiedenen Übungen eines jeweiligen Dehnprogramms nicht einfach willkürlich zusammengestellt, sondern bewusst so miteinander kombiniert, dass sie sich auch meditativ erfahren lassen. Unabhängig von der Intensität werden die Dehnungsabläufe durch die Regelmäßigkeit und die konzentrierten, ruhigen und bewusst ausgeführten Bewegungen meditativ wirken.

Gleichzeitig schaffen Sie durch Ihre tiefe, gleichmäßige Atmung eine Atmosphäre von körperlicher und seelischer Entspannung.

> **Stretching als Bewegungsritual ausgeführt vermittelt Ruhe und Wohlbefinden, Voraussetzung für ein intensives und differenziertes Körper- und Bewegungsbewusstsein.**

Ruhe und Zeit

Sie brauchen Ruhe (und natürlich Zeit), wenn Sie Stretching als Bewegungsmeditation ausführen, und zwar Ruhe von außen und innen. Selbstverständlich können Sie zu Musik dehnen, aber zu einer ruhigen, entspannenden Musik, die mit ihrem Rhythmus die Dehnübungen perfekt unterstützt. Mit innerer Ruhe ist hier gemeint, dass Sie die verschiedenen Bewegungsabläufe bewusst, konzentriert, klar und sicher ausführen sollten. Dies erreichen Sie, wenn Sie den Übungsablauf verinnerlicht haben, also durch Wiederholung auswendig kennen und nicht jede Übung im Buch oder auf dem Poster kontrollieren müssen.

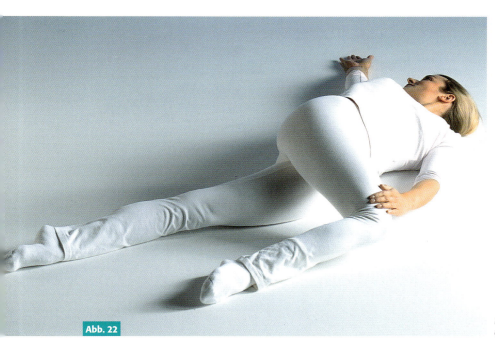

Abb. 22

Meditation in der Dehnung.

Kennen Sie den Übungsablauf genau, dehnen Sie zu entspannender Musik und schließen Sie dabei noch die Augen, dann arbeiten Sie auditiv und kinästhetisch, also über Ihr Gehör und Ihr Körpergefühl. Dadurch orientieren Sie sich an Ihrer inneren Wahrnehmung und Empfindung Ihres Körpers und erzielen somit den meditativen, sehr wohltuenden Effekt.

Bewusst atmen

Durch eine tiefe Atmung beim Dehnen lassen Sie Ruhe und Zeit einkehren – beides zusammen erst ermöglicht die Verformung der Muskeln und schafft eine umfassende Entspannung.

Eine bewusste, tiefe und ruhige Atmung beim Dehnen bringt Ruhe und Energie und fördert das Wohlbefinden.

Halten Sie die Atmung während der Dehnung nicht an und forcieren Sie die Atmung auch nicht über längere Zeit.

Die Erfahrung zeigt, dass sich die Wahrnehmung der Dehnintensität während der Ausatmungsphase senkt. Deshalb ist während der Ausatmung ein Nachsinken in die Dehnung hinein möglich.
Voraussetzung für eine langsame, tiefe Ausatmung ist eine gute Einatmung. Beide Atmungsphasen müssen deshalb beim Dehnen bewusst gleichwertig unterstützt werden. Grundsätzlich gilt: Die Atmung soll in einem angenehmen und in Ihrem eigenen Rhythmus fließen.
Während einer Dehnposition sollte tief ein- und ausgeatmet werden, um diese zu verstärken. Anschließend kann die Atmung entweder wieder natürlich flie-

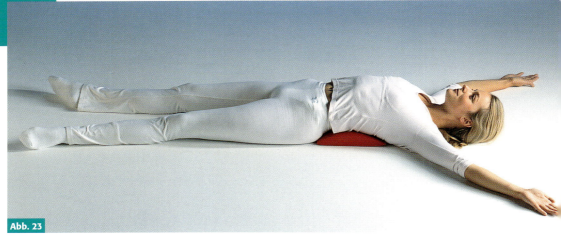

Abb. 23

Lordosekissen.

Ballkissen.

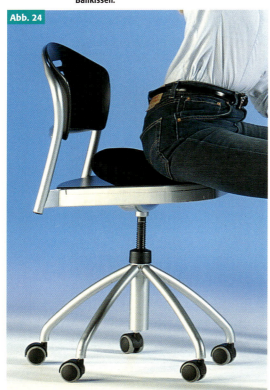

Abb. 24

ßen oder mittels Vorstellungskraft in die Dehnung oder einen bestimmten Körperbereich strömen.

Was Sie zum Üben brauchen

Die wichtigsten Hilfsmittel beim Dehnen sind
- das Lordosekissen und
- das Ballkissen.

Diese Spezialkissen erleichtern die korrekte Ausführung der Übungsprogramme oder machen sie bequemer. Beim Dehnen als Entspannungsritual müssen Sie sich für einige Übungen an der Wand abstützen beziehungsweise die Wand »hochlaufen« können. Weil diese Dehnübungen aber für Zuhause gedacht sind, ist es nicht nötig, sich eine geeignete Mauer in der Nähe Ihrer Laufstrecke zu suchen.

Lordosekissen

Das Lordosekissen ist ein wichtiges Hilfsmittel für diejenigen, die meist in einer Beugehaltung sind (Rundrücken). Dieses Spezialkissen stützt die Lendenwirbelsäule bei Dehnübungen, während der Sie auf dem Rücken liegen.

Matte und weitere Hilfsmittel.

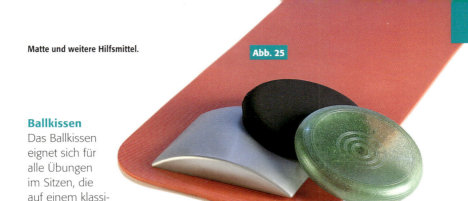

Abb. 25

Ballkissen
Das Ballkissen eignet sich für alle Übungen im Sitzen, die auf einem klassischen Stuhl ausgeführt werden. Sie sitzen dabei sehr angenehm, denn das Ballkissen passt sich den Körperbewegungen optimal an.

Kissen
Manche ziehen es vor, statt auf dem harten Boden auf einem Kissen zu sitzen. Das Kissen darf allerdings nicht zu groß und nicht zu weich sein. Es sollte Ihre Bewegungen abfedern können.

Matte
Viele ziehen es vor, statt auf dem kalten Boden oder Teppich auf einer weichen Gymnastikmatte zu liegen, um nicht auszukühlen. Wichtig ist, dass Sie sich während des Übungsprogramms wohl fühlen, was auch eine bequeme Kleidung einschließt.

Parkbank
Trainieren Sie draußen, suchen Sie sich eine Parkbank. Die beiden unterschiedlichen Höhen von Sitzfläche und Rückenlehne eignen sich ausgezeichnet für das Aufstützen der Arme und Beine bei bestimmten Nachdehnungs- bzw. Vordehnungsübungen.

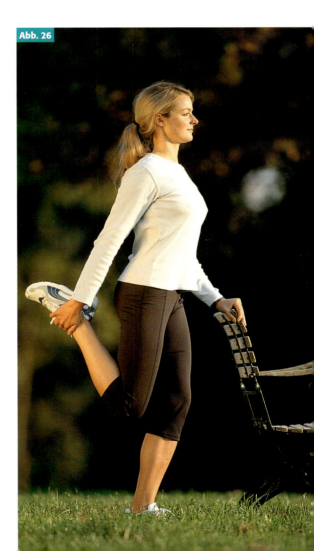

Abb. 26

Sehr gut geeignet für Dehnübungen im Freien: eine Parkbank.

Übungsprogramme

Aufwärmen

Stretching ist keine Aufwärmtechnik! Deshalb müssen Sie Ihren Körper aufwärmen, *bevor* Sie Dehnübungen ausführen, sei dies durch Vordehnen, ein Strechingprogramm oder das Entspannungsritual.
Wichtig ist nicht, wie Sie sich aufwärmen, sondern dass Sie sich aufwärmen, beispielsweise mit Walking, einem langen Spaziergang, mit Treppensteigen oder mit Rasenmähen.

> Achten Sie beim aktiven Aufwärmen darauf, dass Sie nicht außer Atem geraten. Ein langsamer Einstieg macht Sie leistungsfähiger für die nachfolgenden Aktivitäten.

Wenn aktives Aufwärmen nicht möglich ist, dann ersetzen Sie es mit einem ausgedehnten Bad oder mit einem Saunabesuch.
Denken Sie einfach an Honig: Wird Honig kühl aufbewahrt, kristallisiert er und wird hart. An der Wärme jedoch wird Honig flüssig und geschmeidig. Genauso verhält es sich mit dem Körper: Ein kalter Körper ist hart, ein warmer Körper hingegen weich.

> **Wärme macht die Muskulatur weich und leistungsfähig.**

Wärme optimiert auch die Fließeigenschaften der Flüssigkeiten im Körper. Dadurch wird der Stoffwechsel in allen Geweben verbessert, ebenso die Durchblutung und somit die Versorgung der Muskeln, die Gelenksflüssigkeit ist aktiviert und eine Dehnung aller Gewebe wird deshalb einfach.
Ziel beim Aufwärmen ist ein vollständig erwärmter Körper. Je wärmer die Muskeln, Gelenke und alle Extremitäten sind, desto besser lassen sie sich dehnen. Je tiefer hingegen die Körpertemperatur, umso größer ist auch die Gefahr von Verletzungen, vor allem in den Extremitäten und Gelenken.
Möchten Sie sich vor dem entspannenden Dehnprogramm am Abend jedoch nicht nochmals spezifisch aufwärmen, dürfen Sie trotzdem dehnen, **wenn dies mit großer Aufmerksamkeit und Achtsamkeit geschieht.** In diesem Fall empfehle ich Ihnen allerdings, vor den Dehnübungen den Mobilisationsablauf wie auf Seite 56 beschrieben auszuführen oder ein warmes Bad zu nehmen.

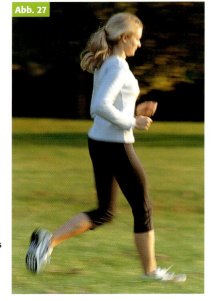

Abb. 27

Walking bedeutet Aufwärmen durch Bewegung und Aktivierung des Herz-Kreislauf-Systems in niedriger Intensität.

Mobilisationen

Mobilisationsübungen sind ruhige Bewegungen in einem möglichst großen Radius. Da sie positiv auf die Gelenke wirken, dienen diese Körperübungen der Gelenkspflege. Sie unterscheiden sich von älteren Gymnastikübungen dadurch, dass sie nicht rhythmisch, sondern langsam und ruhig ausgeführt werden. Mobilisationsübungen unterscheiden sich von Dehnübungen auch dadurch, dass keine Dehnungsreize während oder am Ende der Bewegung gesetzt werden.

Die Übungen werden immer im individuellen, größtmöglichen Bewegungsradius ausgeführt. Ziel dabei ist nicht, den Bewegungsradius zu vergrößern und dadurch die Beweglichkeit zu steigern, denn es werden ja keine Dehnungsreize gesetzt. Mobilisationen pflegen, wie bereits gesagt, die Gelenke: Die großen Bewegungen aktivieren die Produktion der Gelenksflüssigkeit, durch Druck wird diese in die Gelenke hineingepresst und der Gelenkknorpel ernährt. Dadurch werden auch die Gelenke geschmeidig und beweglich gehalten.

Mobilisationen eignen sich wunderbar für Bewegungspausen – wird nämlich nur mobilisiert, muss der Körper zuvor nicht aufgewärmt werden.

Ausführung

Die Mobilisationsbewegungen werden langsam und so groß wie möglich (im größtmöglichen Bewegungsradius) ausgeführt. Die Bewegung geht von Bewegungsende zu Bewegungsende. Achten Sie darauf, die anderen Körperbereiche ruhig und stabil zu halten und die Bewegung nur dort auszuführen, wo die Mobilisation auch tatsächlich erwünscht ist.

> Lassen Sie sich nicht nur während der Bewegung, sondern auch am Bewegungsende ausreichend Zeit. Wiederholen Sie die Bewegungen so oft, wie es Ihnen angenehm ist, oder 8–12-mal auf jeder Seite.

Mobilisationen im Stehen

1. Übung
Wirbelsäule beugen und strecken

Mobilisation der Wirbelsäule: Maximale Beugung und ...

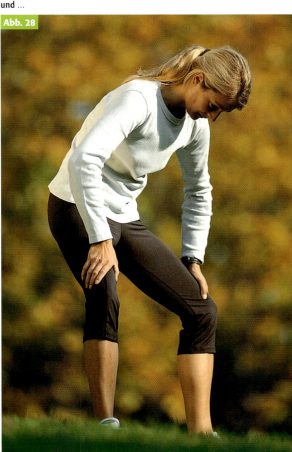

Abb. 28

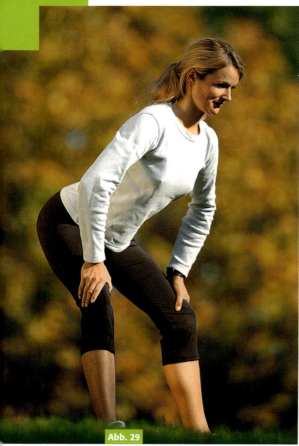

Abb. 29

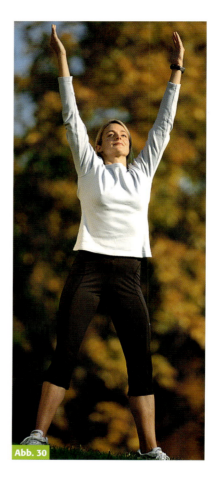

Abb. 30

... **maximale Streckung.**

▶ Ausgangsposition: Nehmen Sie eine Grätschposition mit leicht nach außen gedrehten Beinen ein, die Fußspitzen zeigen etwas nach außen. Die Knie sind gebeugt und die Arme auf den Oberschenkeln abgestützt.
▶ Nun die ganze Wirbelsäule maximal beugen, ohne die Schultern nach oben zu ziehen (Abb. 28, Seite 37).

Führen Sie die Mobilisationsübungen mit Freude und Bewusstheit aus. Gerade im Freien machen sie Spaß, und gleichzeitig tanken Sie viel Sauerstoff.

▶ Die ganze Wirbelsäule langsam maximal strecken, das Brustbein so weit heben wie möglich, die Halswirbelsäule bleibt lang (Abb. 29).

Tipp: Atmen Sie beim Beugen aus und beim Strecken ein.

2. Übung
Seitneigung mit Zug nach oben
▶ Ausgangsposition: Grätschposition mit leicht nach außen gedrehten Beinen. Die Arme sind nach oben gestreckt (Abb. 30).

3. Übung
Seitneigung mit diagonalem Zug

▶ Ausgangsposition: Grätschposition mit natürlich nach außen gestellten Beinen. Die Arme sind nach oben gestreckt (wie Abb. 30).
▶ Den Zug mit dem ganzen Oberkörper auf jeder Seite in die Diagonale ziehen (Abb. 32).
▶ Achten Sie darauf, dass Ihr Körpergewicht auf Ferse und Vorfuß verteilt ist, so dass Sie keine belastende Rückenlage bekommen.

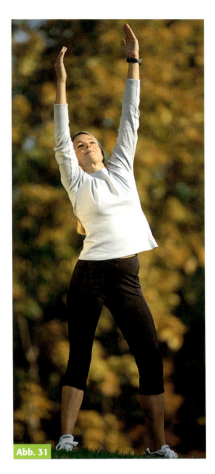

Abb. 31

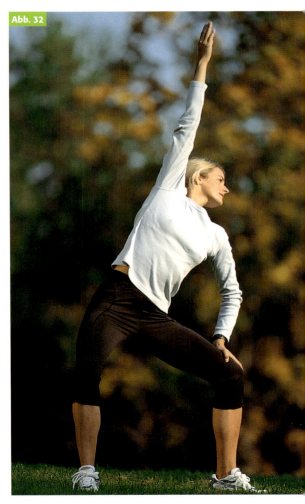

Abb. 32

▶ Jede Seite vom Rumpf aus abwechselnd nach oben bewegen. Der jeweilige Arm »zieht« die Körperseite so weit wie möglich nach oben (Abb. 31). Ziehen Sie dabei die Schultern nicht nach oben.

> Stützen Sie sich nur so lange während der Übung mit einer Hand auf dem Oberschenkel ab, bis Sie genügend Rumpfkraft entwickelt haben.

4. Übung
Hüftgelenk

▶ Ausgangsposition: Stehen Sie auf einem Bein, das Knie des Standbeins ist leicht gebeugt.
▶ Führen Sie mit dem anderen Bein einen großen Kreis aus (Abb. 33).
▶ Standbein wechseln und mit dem anderen Bein kreisen.

> Konzentrieren Sie sich auf das Standbeinknie: Sie müssen es ruhig stabilisieren können. Wenn dies noch nicht geht, rate ich von dieser Übung ab. – Die Balancearbeit bei dieser Übung verbessert zusätzlich die Koordination und das Gleichgewichtsgefühl.

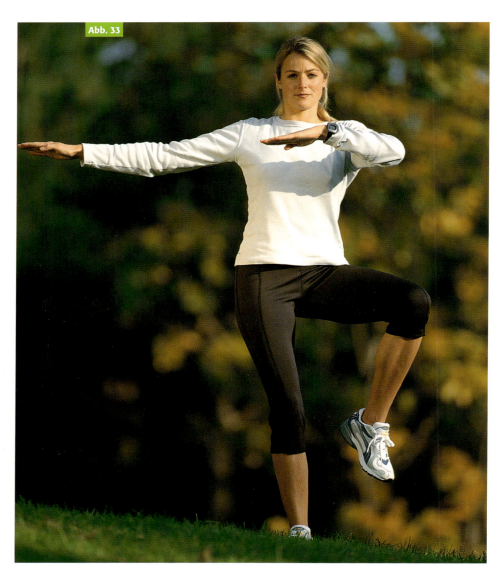
Abb. 33

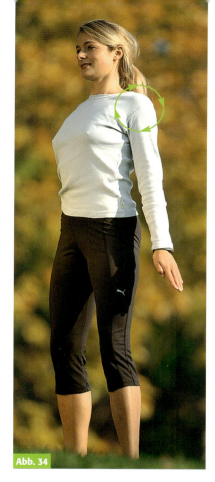
Abb. 34

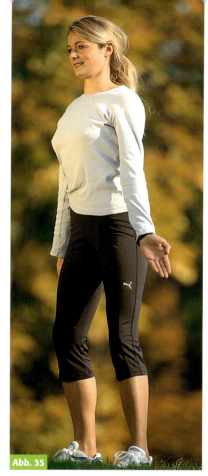
Abb. 35

5. Übung
Schulterkreisen
▶ Ausgangsposition: Die Beine sind geschlossen oder in einer Grätschstellung, die Knie leicht gebeugt, das Brustbein gehoben. Die Handflächen zeigen zum Körper.
▶ Führen Sie mit den Schultern einen großen Kreis aus. Die Bewegung geht nach hinten (Abb. 34). Setzen Sie keinen Bewegungsakzent nach unten.

6. Übung
Schultern nach außen rotieren
▶ Ausgangsposition: Die Beine sind geschlossen oder in einer Grätschstellung, die Knie leicht gebeugt, das Brustbein gehoben.
▶ Die Arme vor die Körperlängsachse bringen, die Handflächen zeigen nach außen.
▶ Dann die Arme maximal nach außen-hinten rotieren und dabei nach unten ziehen (Abb. 35).

> Ziehen Sie die Arme nicht hinter den Körper, sonst wird die Rotationsbewegung gebremst.

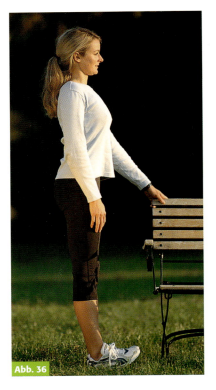
Abb. 36

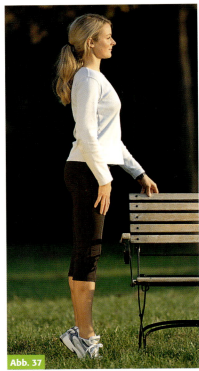
Abb. 37

7. Übung
Fußgelenke
▶ Ausgangsposition: Die Beine sind geschlossen, das Brustbein gehoben.
▶ Verlagern Sie das Körpergewicht auf die Fersen und heben Sie dabei den Vorfuß so weit wie möglich an (Abb. 36).
▶ Bringen Sie anschließend das Gewicht auf den Vorfuß und heben Sie die Ferse an (Abb. 37). Wenn Sie drinnen üben, empfehle ich, diese Dehnübung barfuß zu machen (Abb. 38+39).

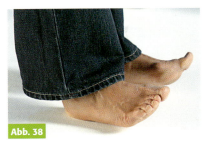
Abb. 38

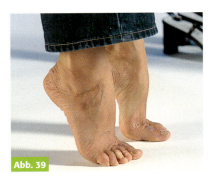
Abb. 39

> Spannen Sie während der Übung die gesamte Bein- und Gesäßmuskulatur an. Dies unterstützt den Venenrückfluss, formt schöne Beine und nicht zuletzt einen straffen Po.

8. Übung
Kopf und Hals: Seitenneigung mit Halbkreis vorn

▶ Ausgangsposition: Die Beine sind geschlossen oder in Grätschstellung, das Brustbein gehoben.

▶ Neigen Sie den Kopf so weit wie möglich auf die eine Seite, führen Sie nun den Kopf über einen vorderen Halbkreis (Kinn nach unten) bis zur größtmöglichen Neigung auf die andere Seite (Abb. 40). Ziehen Sie die Schultern nicht nach oben.

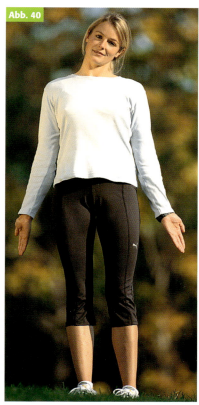
Abb. 40

9. Übung
Halsrotation

▶ Ausgangsposition: Die Beine sind geschlossen oder in Grätschstellung, das Brustbein gehoben.

▶ Machen Sie die Halswirbelsäule lang und drehen Sie den Kopf von einer Seite zur anderen (Abb. 41).

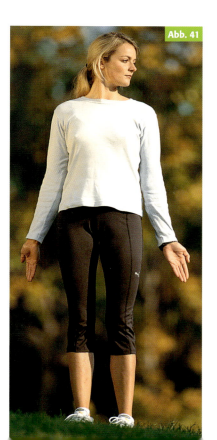
Abb. 41

Ziehen Sie bei beiden Übungen die Schultern nicht nach oben.

10. Übung
Halswirbelsäule beugen und strecken

▶ Ausgangsposition: Die Beine sind geschlossen oder in Grätschstellung, das Brustbein gehoben.

▶ Ziehen Sie das Kinn an und senken Sie den Kopf von der Nasenspitze aus zum Brustbein (Abb. 42).

> Lassen Sie das Brustbein während der Übung immer angehoben, so dass die Bewegung nur in der Halswirbelsäule stattfindet.

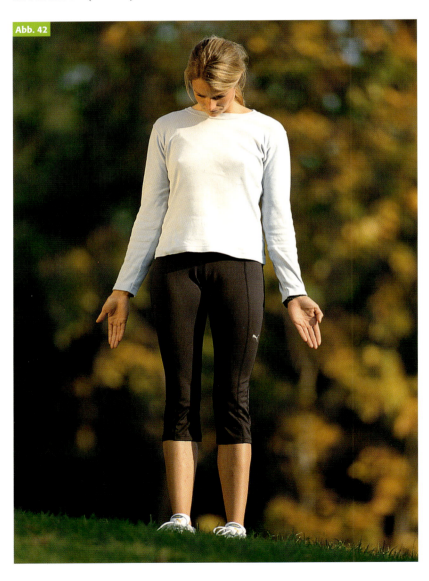

Abb. 42

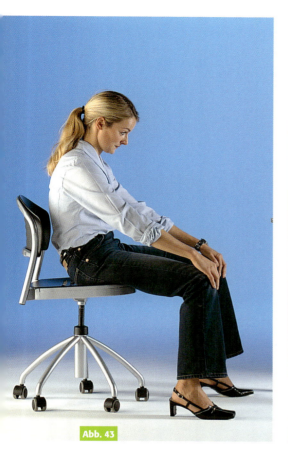
Abb. 43

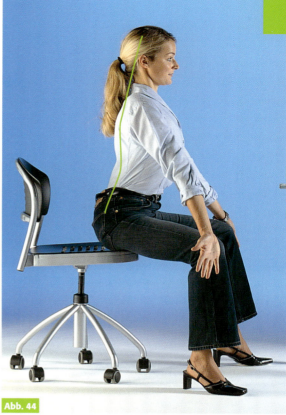
Abb. 44

Mobilisation im Sitzen

11. Übung
Wirbelsäule beugen und strecken

▶ Ausgangsposition: Setzen Sie sich auf die vordere Stuhlkante, so dass das Becken abgestützt ist und die Oberschenkel frei sind.
▶ Schaukeln Sie das Becken nach hinten und nach vorn (Abb. 43).
▶ Ist das Becken vorn, drehen Sie Arme und Hände nach außen (Abb. 44).

Kippen Sie das Becken so weit nach vorn, bis in der Lendenwirbelsäule eine physiologische Kurve, eine so genannte Lordose, entsteht. Diese Lordose unterscheidet sich von einem Hohlkreuz: Ein Hohlkreuz ist eine zu große Rückgradverkrümmung nach vorn und stellt eine deutliche Fehlbelastung dar. Die Lordose hingegen ist die natürliche Krümmung und somit die perfekte Form.

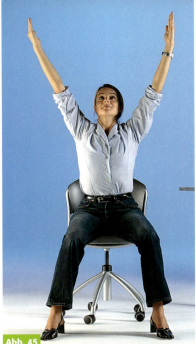
Abb. 45

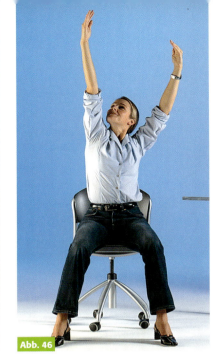
Abb. 46

12. Übung
Seitenneigung mit Zug nach oben
▶ Ausgangsposition: Sie sitzen auf der vorderen Stuhlkante, der Rücken ist gestreckt, die Arme zeigen nach oben (Abb. 45).
▶ Ziehen Sie vom Rumpf aus abwechselnd jede Seite nach oben (Abb. 46). Die Schultern müssen gesenkt bleiben.

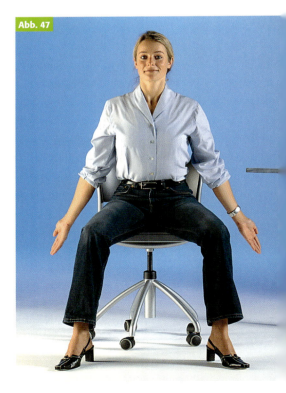
Abb. 47

13. Übung
Wirbelsäulenrotation
▶ Ausgangsposition: Sie setzen sich auf die vordere Stuhlkante, das Brustbein ist gehoben, die Arme und Hände zeigen neben dem Körper nach außen (Abb. 47).
▶ Drehen Sie den Oberkörper so weit wie möglich abwechselnd in beide Richtungen (Abb. 48). Der hintere Arm kann durch Zug die Drehung verstärken.

14. Übung
Schulterkreisen und Schultern nach außen rotieren

▶ Ausgangsposition: Sitz auf der vorderen Stuhlkante, der Rücken ist gestreckt.

▶ Drehen Sie die Schultern und Arme abwechselnd nach innen und nach außen (Abb. 49+50). Dabei liegt der Akzent auf der Außenrotation, das heißt die Auswärtsbewegung wird intensiver und länger ausgeführt.

> **Halten Sie die Dehnung am jeweiligen Bewegungsende für 3 Sekunden, verstärken Sie die Bewegung und atmen Sie tief in den Brustkorb ein.**

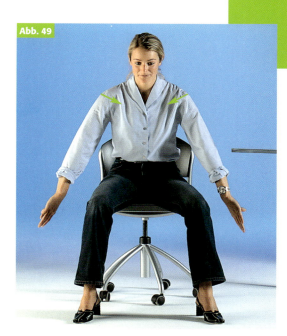
Abb. 49

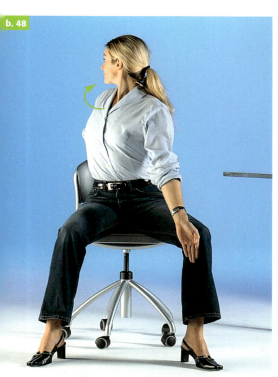
Abb. 48

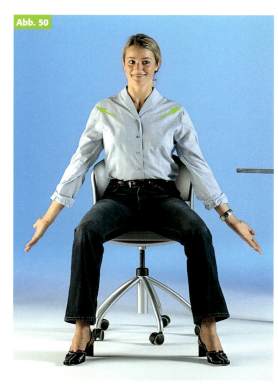
Abb. 50

15. Übung
Seitenneigung von Kopf und Hals
▶ Ausgangsposition: Sitz auf der vorderen Stuhlkante, der Rücken ist gestreckt (siehe Abb. 50, Seite 47).
▶ Neigen Sie den Kopf zur Seite, ziehen Sie dabei das nach oben zeigende Ohr bewusst noch weiter nach oben (Abb. 51).
▶ Dann wechseln und den Kopf zur anderen Seite neigen (Abb. 52).

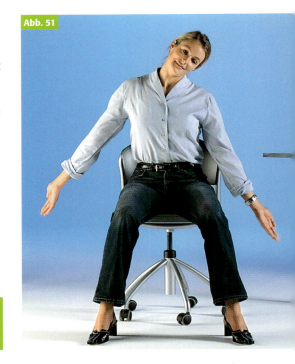
Abb. 51

Die Schultern bleiben unten, der Rumpf wird in der Mitte stabil gehalten.

16. Übung
Halsrotation
▶ Ausgangsposition: Sitz auf der vorderen Stuhlkante, der Rücken ist gestreckt (siehe Abb. 50, Seite 47).
▶ Drehen Sie den Kopf langsam von einer Seite zur anderen, der Blick ist gerade zur jeweiligen Seite gerichtet (Abb. 53+54).

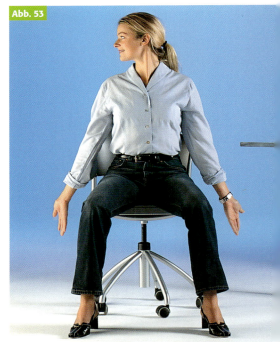
Abb. 53

Den Rücken während dieser Übung gestreckt lassen und das Kinn anziehen.

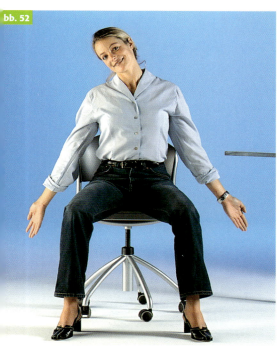
Abb. 52

17. Übung
Halswirbelsäule beugen und strecken

▶ Ausgangsposition: Sitz auf der vorderen Stuhlkante, der Rücken ist gestreckt (siehe Abb. 50, Seite 47).
▶ Ziehen Sie das Kinn möglichst nahe zum Hals heran.
▶ Senken Sie dann den Kopf von der Nasenspitze aus zum Brustbein (Abb. 55). Lassen Sie das Brustbein während der ganzen Übung angehoben.

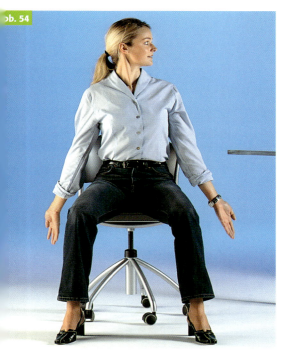
Abb. 54

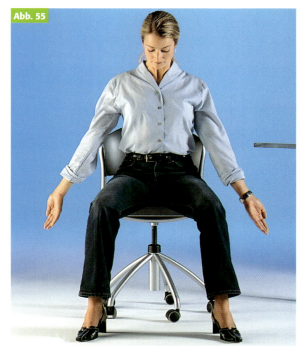
Abb. 55

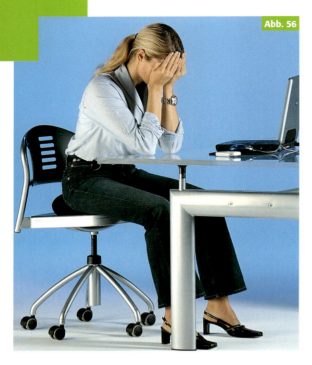
Abb. 56

18. Übung
Entspannung für die Augen

▶ Ausgangsposition: Sie sitzen auf der vorderen Stuhlkante, der Rücken ist gestreckt. Setzen Sie sich für diese Übung in den Schatten. Wenn Sie sie zu Hause machen oder im Büro, löschen Sie das Licht oder drehen Sie sich vom Bildschirm weg.
▶ Legen Sie Ihre Hände leicht gewölbt über die Augen. Die Finger sind geschlossen und lassen kein Licht einfallen.
▶ Öffnen Sie Ihre Augen und schauen Sie in die Dunkelheit der Innenhand (Abb. 56).

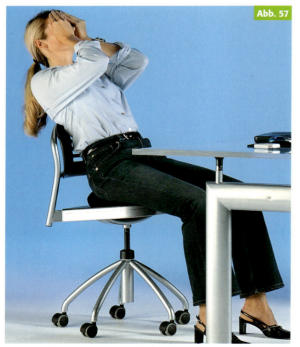
Abb. 57

Variation
▶ Sie können diese Entspannungsübung auch mit einer angenehmen Streckung kombinieren (Abb. 57).

> Atmen Sie während dieser Entspannungsübung bis zu 12-mal ruhig und tief durch. Genießen Sie diesen Moment der Entspannung und Ruhe.

Monotonen Belastungen etwas entgegensetzen

Aktive Streckungen eignen sich am besten, um Verspannungen im Hals- und Nackenbereich aufzulösen oder diesen entgegenzuwirken.

> **Halten Sie jede Position angenehm lang, zwischen 10 und 30 Sekunden. Atmen Sie in dieser Zeit, in Ihrem eigenen Rhythmus, ruhig, langsam und tief.**

Die Übungen können stehend oder sitzend ausgeführt werden. Das Wichtigste bei der Ausführung ist die Körpervorlage und eine mittlere Spannung im Bauch. Dies garantiert eine aktive Rückenmuskulatur und somit eine geschützte Wirbelsäule.
Fürchten Sie sich bei der Streckung nicht vor einem »Hohlkreuz«. Sowohl die Streckung als auch eine Überstreckung können die Wirbelsäule nur belasten, wenn die Unterbauchspannung losgelassen oder die Vorlage aufgegeben würde.

Aktives Strecken im Sitzen und im Stehen

1. Übung
Entspannung für Hals und Rücken

▶ Ausgangsposition: Setzen Sie sich auf die vordere Stuhlkante. Öffnen Sie die Beine so weit, dass Sie den Oberkörper bequem auf den Oberschenkeln abstützen und den Kopf entspannt nach unten hängen lassen können (Abb. 58).
▶ Lenken Sie die Atmung in den Lendenwirbelsäulenbereich und entspannen Sie sich beim Ausatmen.

> **Richten Sie danach den Oberkörper langsam wieder auf, damit Ihnen nicht schwindlig wird.**

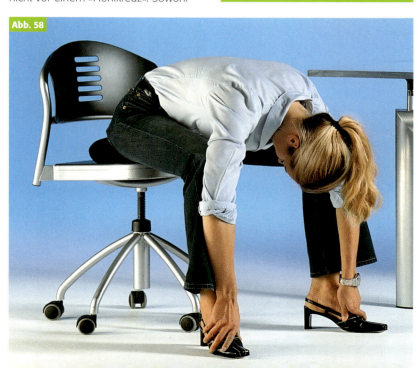

Abb. 58

2. Übung
Einfache Ausführung im Sitzen

▶ Ausgangsposition: Sitz auf der vorderen Stuhlkante, der aufgerichtete Oberkörper ist in leichter Vorlage, der Unterbauch leicht nach innen gezogen.
▶ Ziehen Sie einen Arm nach hinten-unten (Abb. 59).
▶ Behalten Sie den Zug nach hinten bei, während Sie den Arm in eine mittlere Höhe bringen. Die Schulter ist dabei gesenkt (Abb. 60).
▶ Ziehen Sie den nach außen gedrehten Arm (die Handinnenfläche zeigt nach oben) mit gleich bleibendem Zug hoch. Die Schultern bleiben gesenkt (Abb. 61).
▶ Tief in den Brustkorb atmen; Wechsel.

> Sobald Sie diese Übung gut beherrschen, können Sie diese zur Steigerung mit beiden Armen gleichzeitig ausführen.

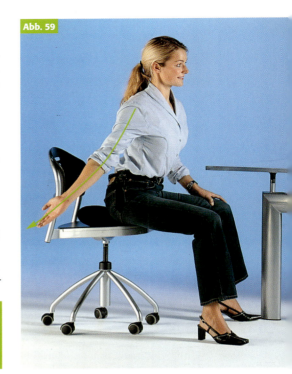

Abb. 59

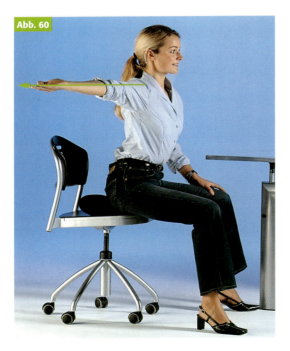

Abb. 60

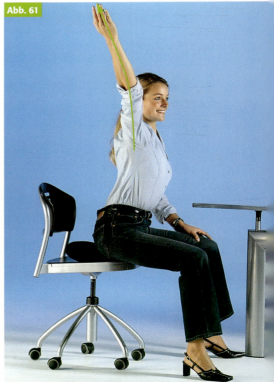

Abb. 61

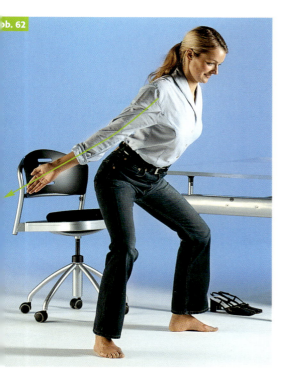
Abb. 62

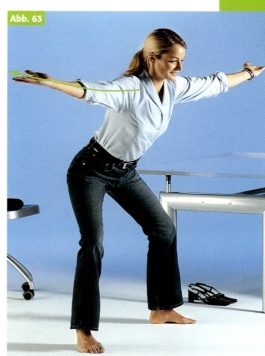
Abb. 63

3. Übung
Aktive Streckung im Stehen

▶ Ausgangsposition: Die Beine sind gegrätscht, die Knie leicht gebeugt, das Brustbein gehoben, die Wirbelsäule langgezogen. Der ganze Oberkörper befindet sich in einer deutlichen Vorlage.
▶ Ziehen Sie beide Arme gleichzeitig nach hinten-unten, die Handinnenflächen zeigen nach außen (Abb. 62).
▶ Ziehen Sie jetzt die Arme in einer mittleren Höhe nach hinten und senken Sie die Schulter nach unten, die Handinnenflächen zeigen nach oben (Abb. 63).
▶ Nun beide Arme nach oben-hinten ziehen, die Schultern bleiben gesenkt (Abb. 64).
▶ Bleiben Sie zwischen 10 und 30 Sekunden in den einzelnen Positionen, die Atmung fließt langsam und tief.

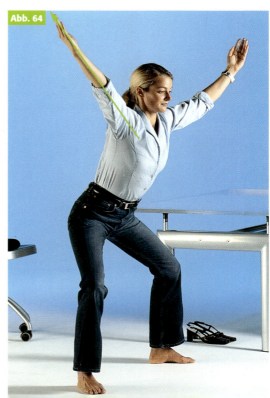
Abb. 64

4. Übung
Fußgelenke und Wadenmuskulatur
▶ Ausgangsposition: Stellen Sie sich gerade auf, die Beine sind geschlossen.
▶ Verlagern Sie nun das Körpergewicht auf beide Fersen und heben Sie die Zehen so weit wie möglich an (Abb. 65).

▶ Dann verlagern Sie das Gewicht, stellen sich auf den rechten und linken Vorderfuß und heben beide Fersen an (Abb. 66).
▶ Bleiben Sie zwischen 10 und 30 Sekunden in den einzelnen Positionen, die Atmung fließt langsam und tief.

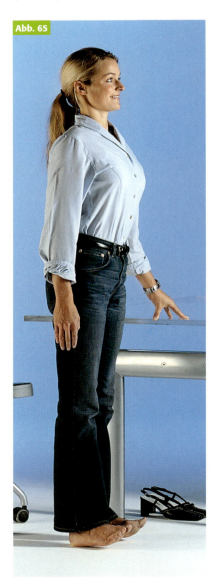

Abb. 65

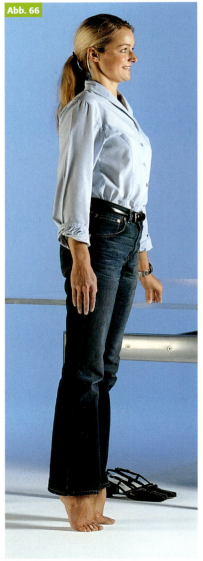

Abb. 66

Mobilisationsübungen auf einen Blick:
Zum Wachwerden

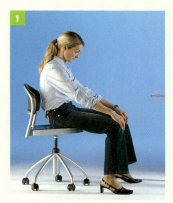
Wirbelsäule im Sitzen beugen ...

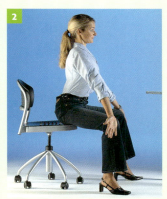
... und strecken.

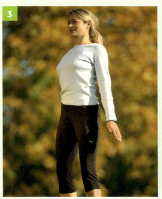
Schultern kreisen und ...

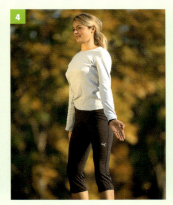
... nach außen rotieren.

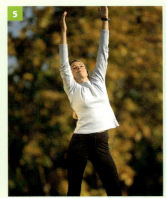
Seitenneigung mit Zug nach oben.

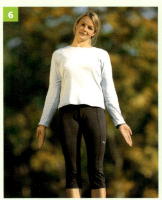
Kopf und Hals: Seitenneigung mit Halbkreis vorn.

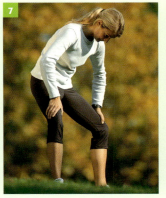
Wirbelsäule im Stehen beugen ...

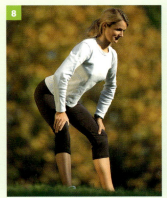
... und strecken.

Mobilisationsübungen auf einen Blick: Zum Warmwerden

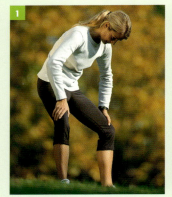
Wirbelsäule im Stehen beugen …

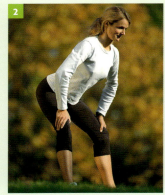
… und strecken.

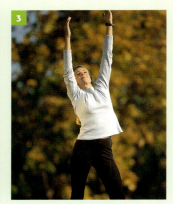
Seitenneigung mit Zug nach oben.

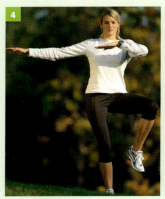
Hüftgelenk: Beinkreisen.

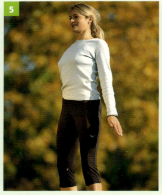
Schultern kreisen und …

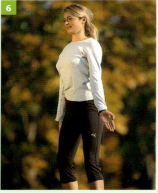
… nach außen drehen.

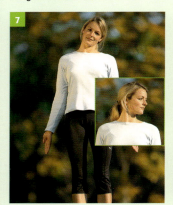
Kopf und Hals: Seitenneigung mit Halbkreis vorn. – Halsrotation.

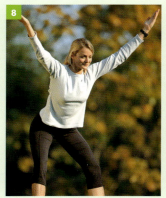
Wirbelsäule im Stehen strecken, …

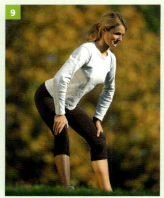
… beugen und strecken.

Als kurze Bewegungspausen

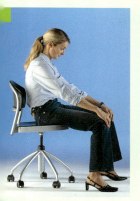
...belsäule im Sitzen beugen ...

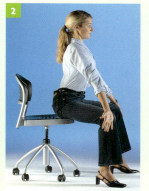
... und strecken.

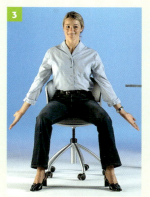
Schulterkreisen und Außendrehung.

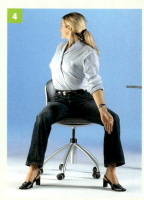
Wirbelsäulenrotation im Sitzen.

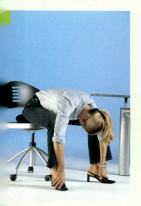
...spannung, Kopfdurchblutung.

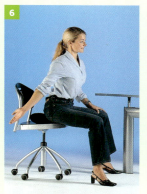
Aktive Streckung (1).

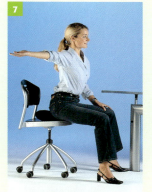
Aktive Streckung (2).

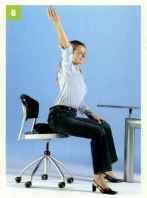
Aktive Streckung (3).

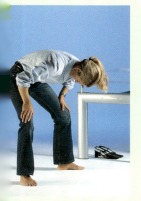
...elsäule im Stehen beugen ...

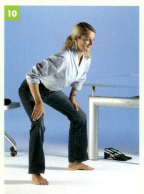
... und strecken.

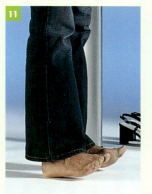
Mobilisation der Fußgelenke (1) ...

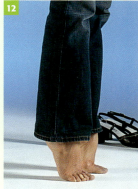
... optimiert den Venenrückfluss (2).

Mobilisationsübungen auf einen Blick:
Als Erholungspause – auch für die Augen

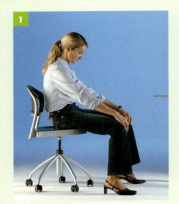
Wirbelsäule im Sitzen beugen ...

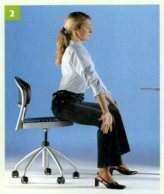
... und strecken.

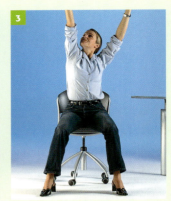
Seitenneigung mit Zug nach oben.

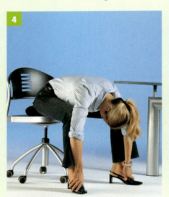
Ausgleichsbewegung zur Beugehaltung.

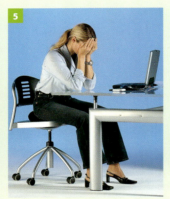
Entspannung der Augen.

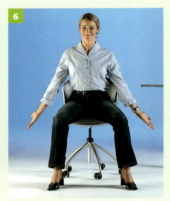
Schulterkreisen im Sitzen und Außenrotation.

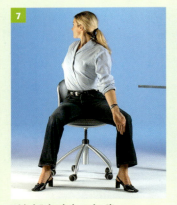
Wirbelsäulendrehung im Sitzen.

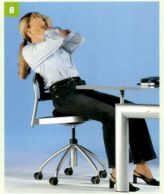
Zum Abschluss: Entspannung der Augen.

Gegenbewegungen zur Beugehaltung:
Im Sitzen

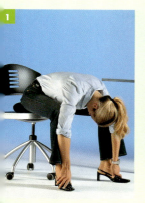
Ausgleich zur Beugehaltung.

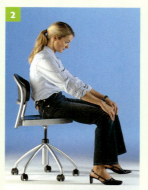
Wirbelsäule im Sitzen beugen …

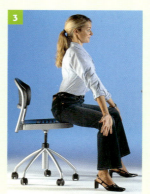
… und strecken.

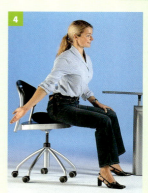
Aktive Streckung (1).

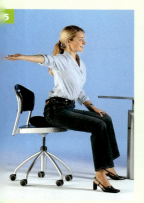
Aktive Streckung (2).

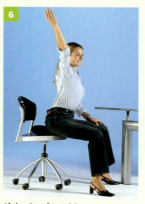
Aktive Streckung (3).

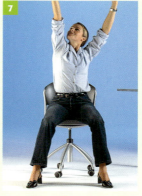
Seitenneigung mit Zug nach oben.

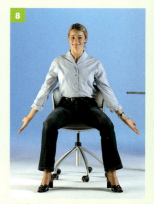
Schulterkreisen + Drehung nach außen.

Im Stehen

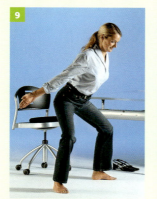
Arme tief.

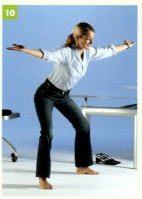
Arme Mitte.

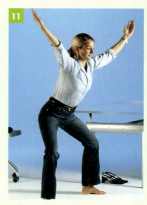
Dehnung des Brustkorbs.

Dehnübungen

Nachdehnen und Vordehnen

Mit Nachdehnen bezeichnet man Dehnübungen zur Pflege der Muskeln nach einem Training. Der Übungsablauf ist so zusammengestellt, dass Sie die Nachdehnungsübungen draußen in der Natur ausführen können. Wo immer Sie unterwegs sind, ob mit dem Fahrrad oder zu Fuß, suchen Sie sich dafür eine Parkbank. Durch die unterschiedlichen Höhen der Lehne und Sitzfläche ist sie das perfekte Hilfsmittel beim Nachdehnen.

Wenn Sie Ihr Training in hoher Intensität ausgeführt haben, empfiehlt sich vor dem Nachdehnen ein so genanntes Cool-down, was sich mit »Abwärmen« übersetzen lässt. Das bedeutet beispielsweise beim Lauftraining, dass Sie zusätzlich während 8–12 Minuten in niedriger Intensität laufen und dabei bewusst und tief atmen.

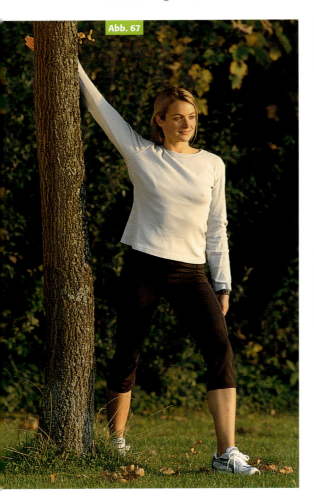

Abb. 67

> **Achtung:**
> **Auf keinen Fall sollten Sie sich beim Nachdehnen abkühlen.**

Möchten Sie, abgesehen von den Aufwärm- und Mobilisationsübungen, zusätzlich vordehnen, empfehle ich Ihnen, das Nachdehnprogramm als Vordehnen des Leistungstrainings einzusetzen.

Führen Sie die Übungen dynamisch aus, mit rhythmischen Bewegungen am Bewegungsende.

> **Diese Dehnpositionen sollten nur kurz, maximal 10 Sekunden, gehalten werden, so dass keine Entspannung stattfindet. Entspannt wird erst nach der Leistung.**

Starten Sie dieses Stretchingprogramm mit einer Wirbelsäulen-Mobilisation (also noch nicht dehnen!).

Stretching in der Natur bringt nicht nur frische Luft in die Lungen, sondern macht auch Spaß!

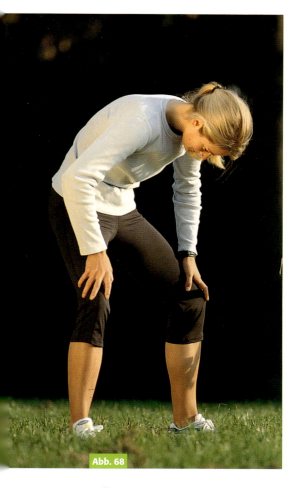

Abb. 68

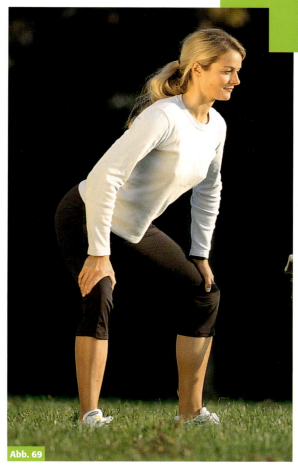

Abb. 69

1. Übung
Mobilisation der Wirbelsäule

▶ Ausgangsposition: Aufrechter Stand, die Beine stehen etwa schulterbreit auseinander und sind leicht nach außen gedreht.
▶ Den Oberkörper leicht nach vorn neigen, die Wirbelsäule beugen (»Katzenbuckel«) und dabei ausatmen (Abb. 68).
▶ Nun die Wirbelsäule in eine Lordose strecken und dabei tief einatmen (Abb. 69).
▶ Führen Sie diese Mobilisation langsam aus und wiederholen Sie die Übung 3–4-mal. Atmen Sie dabei tief ein und aus.

Beim Beugen = ausatmen, beim Strecken = einatmen.

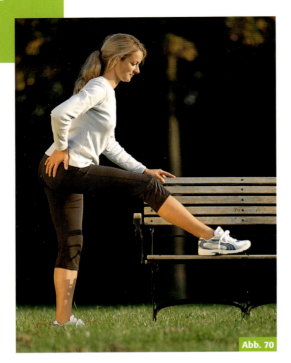

Abb. 70

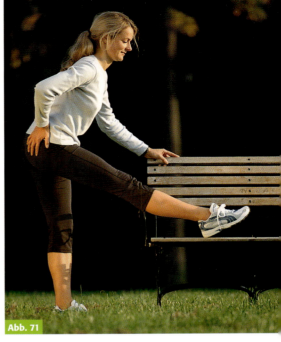

Abb. 71

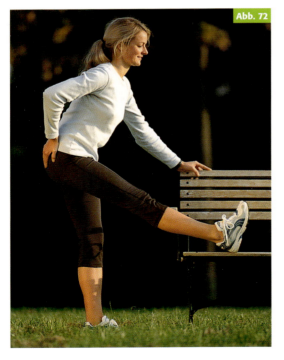

Abb. 72

2. Übung
Dehnung der hinteren Oberschenkelmuskulatur

▶ Ausgangsposition: Stellen Sie das rechte Bein auf eine Erhöhung oder noch besser auf die Sitzfläche einer Bank. Das Knie ist leicht gebeugt, der Fuß entspannt.

▶ Neigen Sie den Oberkörper leicht nach vorn und schieben Sie das Becken zurück, bis im Oberschenkel ein deutliches Ziehen zu spüren (Abb. 70).

▶ Bleiben Sie für 5–8 Sekunden in dieser Position.

▶ Strecken Sie nun das aufgestützte Bein und kippen Sie das Becken weiter zurück (Abb. 71).

▶ Halten Sie diese Dehnposition 5–8 Sekunden.

> Atmen Sie während der Übung tief ein und aus und richten Sie Ihre Aufmerksamkeit auf den Dehnbereich.

▶ Lassen Sie das Bein gestreckt und halten Sie das Becken stabil.
Ziehen Sie jetzt die Zehen an, halten Sie diese Position 2–4 Sekunden, bevor Sie die Spannung wieder loslassen (Abb. 72). Durch das Anziehen des Fußes bzw. der Zehen kommt der Nerv unter Zugspannung.
▶ Wiederholen Sie diese Dehnung nochmals.

> In der Dehnposition mit angezogenem Fuß <u>nicht</u> dynamisch dehnen!

▶ Wiederholen Sie anschließend den ganzen Übungsablauf mit dem anderen Bein.

> **Tipp:** Solange Sie auf diese Dehnübung empfindlich reagieren, sollten Sie die Übung 2- bis 3-mal hintereinander ausführen, wobei die erste Wiederholung etwas kürzer sein darf.

Fehlerhafte Ausführung (Abb. 73):
- Zu hohe Auflagefläche für das Bein.
- Ein runder Rücken.
- Standbein zu weit hinten.
- Hochgezogene Schultern.

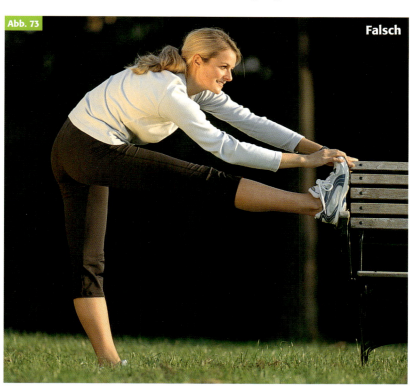

Abb. 73 — Falsch

3. Übung
Dehnung des Brustkorbs

▶ Ausgangsposition: Stellen Sie sich hinter die Rückenlehne der Bank oder suchen Sie eine Abstützmöglichkeit in ähnlicher Höhe. Die Arme sind schulterbreit geöffnet und mit den Handgelenken auf der Rückenlehne abgestützt, die Knie sind leicht gebeugt.

▶ Ziehen Sie den Brustkorb nach unten, so dass Sie im Brustkorb, in den Armen und im Brustwirbelbereich eine intensive Dehnung spüren (Abb. 74).

▶ Bleiben Sie 5–8 Sekunden in dieser Position, atmen Sie tief und strecken Sie dann die Beine, so weit es geht.

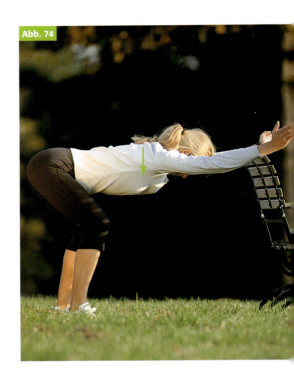

Abb. 74

Fehlerhafte Ausführung (Abb. 75):
- Ein runder Rücken.
- Gestreckte Knie.

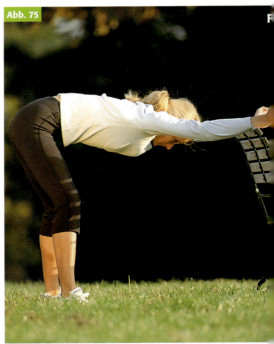

Abb. 75

4. Übung
Dehnung der inneren Oberschenkelmuskulatur

▶ Ausgangsposition: Bleiben Sie in der Endposition von Übung 3: Der Brustkorb ist nach unten gezogen, die Beine sind gestreckt und die Arme immer noch auf der Rückenlehne abgestützt (Abb. 76).

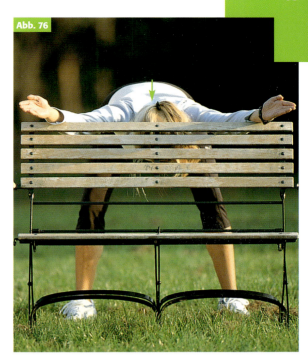
Abb. 76

▶ Schieben Sie das Becken auf eine Seite, die Knie bleiben dabei gestreckt oder so weit gestreckt wie möglich (Abb. 77).
▶ Halten Sie diese Position 5–10 Sekunden.
▶ Bringen Sie dann das Becken zurück in die Mitte und wiederholen Sie die Übung zur anderen Seite.

> **Die Bewegung kommt aus dem Becken und dem Hüftgelenk, nicht von den Beinen und Knien.**

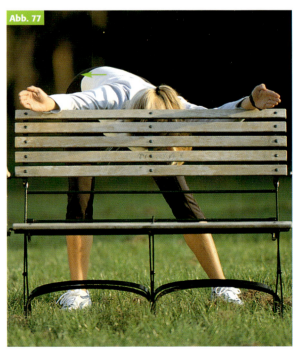
Abb. 77

5. Übung
Dehnung der Wade

▶ Ausgangsposition A: Richten Sie sich nach der 4. Übung wieder auf, machen Sie einen Ausfallschritt nach hinten und pressen Sie die rechte Ferse auf den Boden (Abb. 78).

▶ Ausgangsposition B: Ziehen Sie den hinteren Fuß näher an den vorderen Fuß heran, beugen Sie das Knie und lassen Sie die rechte Ferse am Boden.

▶ Ziehen Sie nun das Knie des hinteren Beines nach unten (Abb. 79), bis Sie einen deutlichen Zug im Waden-Achillessehnen-Bereich spüren, und halten Sie diese Position für 5–10 Sekunden.

▶ Wechseln Sie das Bein und wiederholen Sie die Übung.

> **In dieser Position sollten Sie die Dehnung bis in den Achillessehnen-Bereich spüren.**

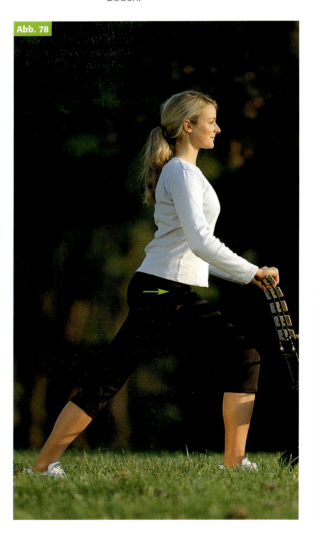

Abb. 78

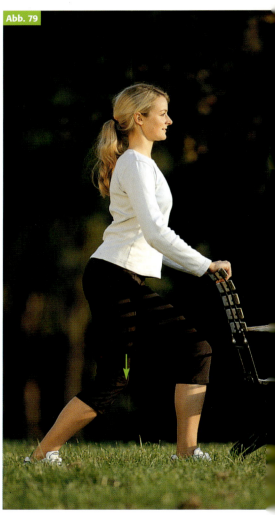

Abb. 79

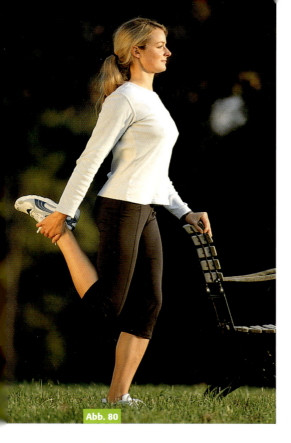
Abb. 80

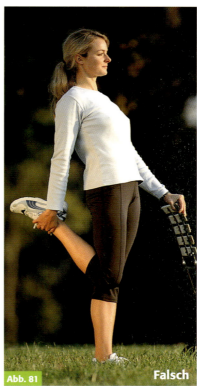
Abb. 81 **Falsch**

6. Übung
Dehnung des vorderen Oberschenkels

▶ Ausgangsposition: Halten Sie Ihren Fuß am Fußrücken oder am Fußgelenk fest. Das Knie des gebeugten Beins ist neben dem Knie des Standbeins, die Ferse vom Gesäß entfernt.
▶ Ziehen Sie das Becken aufrecht oder schieben Sie es nach vorn in die Dehnung hinein (Abb. 80).
▶ Wiederholen Sie diese Bewegung 3–4-mal und halten Sie die Dehnung jeweils 5–10 Sekunden lang.

Fehlerhafte Ausführung (Abb. 81):
- Die Ferse ans Gesäß drücken.
- Das Standbein überstrecken.
- Den Oberkörper nach hinten neigen.
- Das Knie nach hinten ziehen.

Um die Balance zu halten, stützen Sie sich am besten an einer Wand, einer Bank oder einem Baum ab. So können Sie sich besser auf die Dehnung konzentrieren.

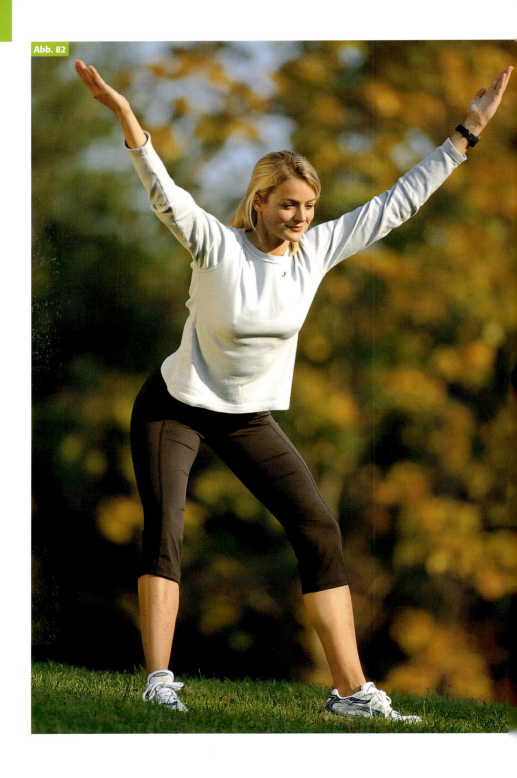
Abb. 82

7. Übung
Dehnung des Brustkorbs

▶ Ausgangsposition: Die Beine sind in einer Grätschstellung, der Oberkörper ist leicht nach vorn geneigt und die Arme werden diagonal nach oben gestreckt. Ziehen Sie dabei den Unterbauch leicht nach innen, ohne das Becken zu bewegen. Die Schultern bleiben gesenkt.
▶ Ziehen Sie die Arme nach hinten-oben (Abb. 82).
▶ Halten Sie diese Position 10–20 Sekunden und atmen Sie dabei tief.
▶ Öffnen Sie anschließend die Arme etwas weiter und ziehen Sie diese wieder in die Dehnung hinein.
▶ Wiederholen Sie diese Übung 2- bis 3-mal. Richten Sie danach den Oberkörper wieder auf und senken Sie die Arme.

Diese Übung darf nur in einer Vorlage ausgeführt werden.

Fehlerhafte Ausführung (Abb. 83):
- Rücklage.
- Lordose der Wirbelsäule.

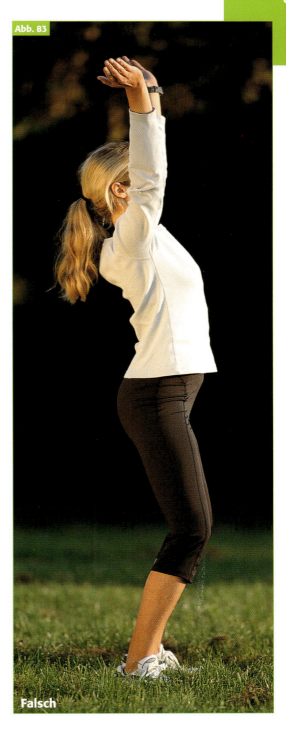

Abb. 83

Falsch

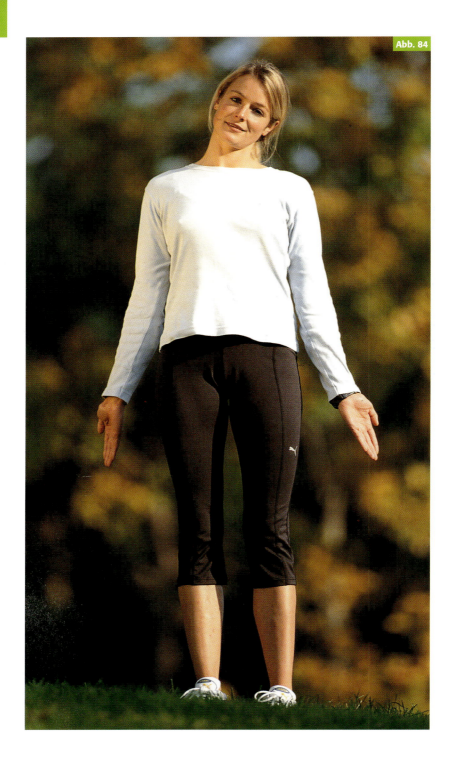

Abb. 84

8. Übung
Dehnung für den Halsbereich

▶ Ausgangsposition: Die Arme sind neben dem Körper nach außen gestreckt, die Handflächen zeigen nach außen-oben, das Brustbein ist nach oben, die Arme und Schultern sind nach unten gezogen. Achten Sie darauf, dass immer der ganze Fuß belastet ist und das Körpergewicht nicht überwiegend auf den Fersen lastet.
▶ Neigen Sie den Kopf zur Seite und halten Sie diese Position 5–8 Sekunden (Abb. 84).
▶ Wechseln Sie und neigen Sie den Kopf dann zur anderen Seite.

Die Arme bleiben vor der Körperlängsachse.

Variation 1
▶ Drehen Sie den Kopf zur Seite (Abb. 85) und halten Sie diese Position 5–8 Sekunden.
▶ Danach Wechsel zur anderen Seite.

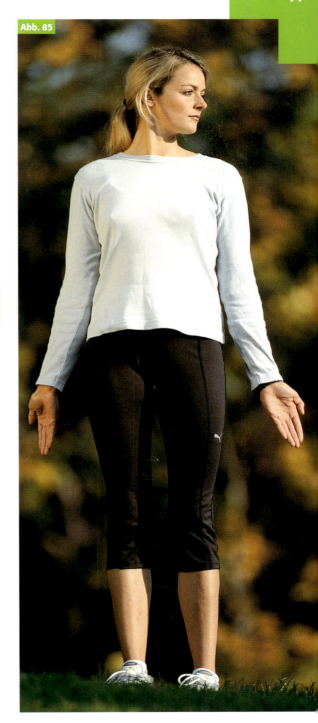

Abb. 85

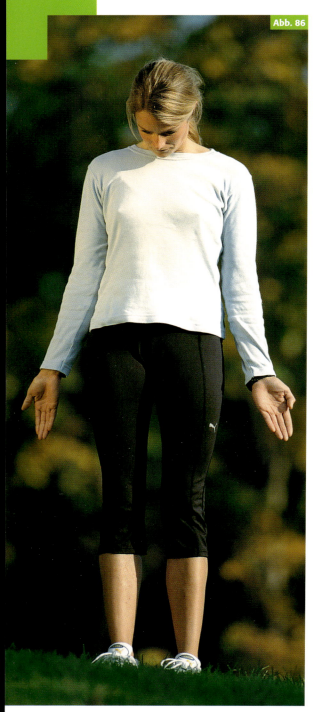

Abb. 86

Variation 2

▶ Heben Sie das Brustbein etwas höher, ziehen Sie dabei das Kinn an und strecken Sie den Kopf nach vorn (Abb. 86).
▶ Halten Sie diese Position 5–8 Sekunden und heben Sie anschließend den Kopf wieder hoch.

> **Sie sollten die Dehnung präzise in der Hals- und teilweise auch in der Schultermuskulatur spüren, nicht aber im Bereich der Brustwirbelsäule. Ziehen Sie vor und während der Dehnung die Schulterblätter nach unten, <u>nicht</u> nach hinten. Mit kleinen Kopfbewegungen erreichen Sie mehr Muskelfasern – so wird die Dehnung umfassender.**

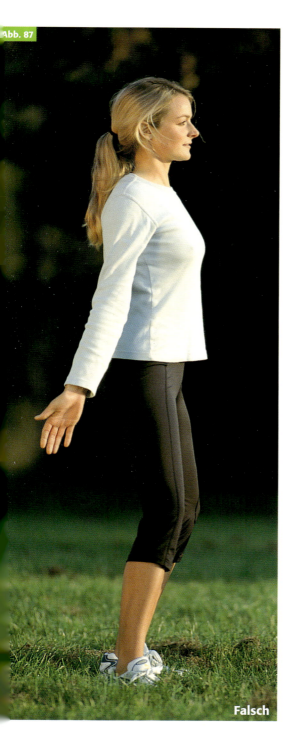
Abb. 87

Falsch

Fehlerhafte Ausführung (Abb. 87):
- Arme hinter der Körperlängsachse.
- Oberkörper nach vorn geneigt.
- Brustbein gesenkt.

Achtung: Wenn Sie die Schultern nach hinten ziehen oder die Arme hinter die Körperlängsachse (das Lot) platzieren, dann schieben Sie automatisch den Kopf und den Brustkorb nach vorn. In dieser »Schubsituation« kommen Sie nicht präzise an die zu dehnende Muskulatur heran.

Auf einen Blick:
Nachdehnen und Vordehnen

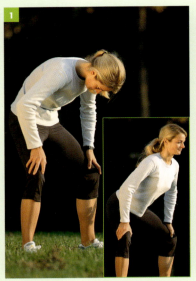

Mobilisation: Wirbelsäule beugen und strecken.

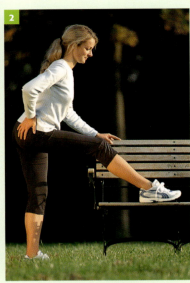

Dehnung hinterer Oberschenkel (1).

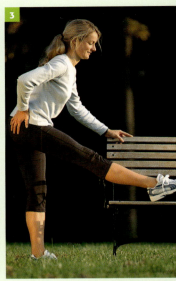

Dehnung hinterer Oberschenkel (2).

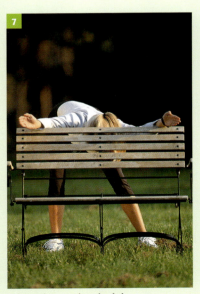

Dehnung innerer Oberschenkel.

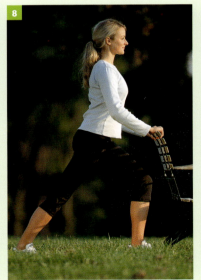

Dehnung Wade, Variation 1.

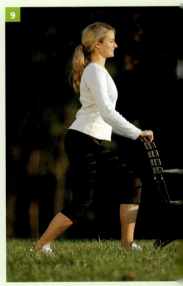

Dehnung Wade, Variation 2.

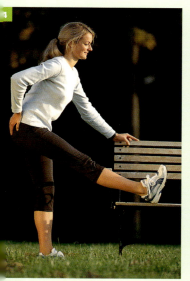
hnung hinterer Oberschenkel (3).

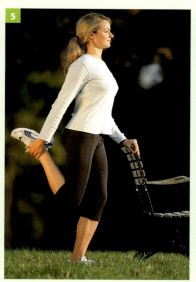
Dehnung vorderer Oberschenkel.

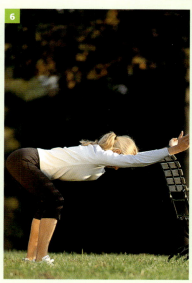
Dehnung Brustkorb.

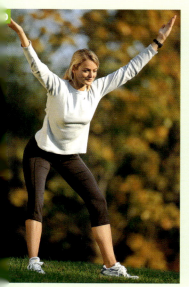
enbewegung zur Beugehaltung.

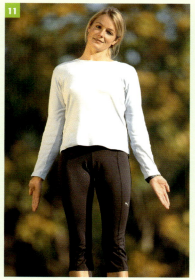
Dehnung Halsbereich (1).

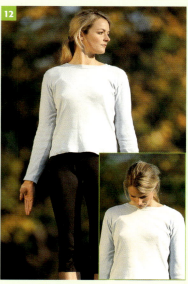
Dehnung Halsbereich (2 + 3).

Powernapping

Aktiv entspannen und Energie tanken

Powernapping (aus dem Englischen *power* = Kraft und *nap* = Nickerchen) bezeichnet eigentlich einen effektiven Kurzzeitschlaf – ein Schläfchen also, um Kraft zu schöpfen. In diesem Buch ist damit natürlich nicht schlafen gemeint, sondern eine aktive Bewegungspause, die eine längere Entspannungsphase enthält. Es handelt sich dabei um eine Abfolge von drei Übungen, die Sie wieder voll leistungsfähig machen, denn ein solches Powernapping während der Mittagszeit oder am Nachmittag wirkt Wunder. Das folgende aktive Powernapping fördert die Konzentration und Motivation, steigert die Effizienz und wirkt der körperlichen Ermüdung durch monotone Belastung entgegen.

Mit der ersten Übung bringen Sie Ihre Kraft in die Beine und das Gesäß. Gleichzeitig können Sie Ihre Energie in die Körpermitte lenken. Spannen Sie bewusst die Beckenbodenmuskulatur an, halten Sie die Spannung und atmen Sie gleichzeitig ruhig weiter. Halten Sie die Spannung ca. 20 Sekunden. Sollte Ihnen das noch nicht möglich sein, wiederholen Sie das Anspannen einfach mehrmals.

Legen Sie sich dann bequem auf den Boden, und während Sie sich nun etwas Ruhe gönnen, dürfen Sie auch den Beckenboden angenehm entspannen.

Die folgende Entspannungsübung in der Streckposition darf bis zu 25 Minuten dauern. Lassen Sie Ihren Gedanken und inneren Bildern während dieser Zeit freien Lauf und Ihre Atmung durch den ganzen Körper strömen. Sie sollten nicht versuchen und Energie vergeuden, die Gedanken zu kontrollieren oder zu unterdrücken. Lassen Sie es einfach geschehen; lassen Sie Gedanken und Bilder kommen und gehen, ohne irgendetwas zu bewerten oder kontrollieren zu wollen. All das würde Sie nur unter Druck setzen. Seien Sie einfach da und versuchen Sie, Ihre Atmung, Ihren Körper wahrzunehmen. Dabei unterstützt die Streckung den freien tiefen Fluss der Atmung. In dieser Phase geht es nicht um Schlaf, sondern um tiefe Entspannung.

Sollten Sie dennoch kurz einschlafen, ist das kein Problem. Stellen Sie sich einfach einen Wecker oder das Handy, so dass die Entspannungsübung nicht länger als 25 Minuten dauert und Sie nicht befürchten müssen, dass Sie nicht rechtzeitig aufwachen. Solche Entspannungsinseln sind nachweislich wahre Energiequellen. Sie werden sich schon nach wenigen Minuten erfrischt und gekräftigt fühlen.

Zum Schluss folgt eine leichte Mobilisation der Lendenwirbelsäule – ideal, um sich wieder kraftvoll aufzurichten und gestärkt in den Alltag zurückzukehren.

> **Es empfiehlt sich, nach der Übung ein Glas frisches Wasser zu trinken.**

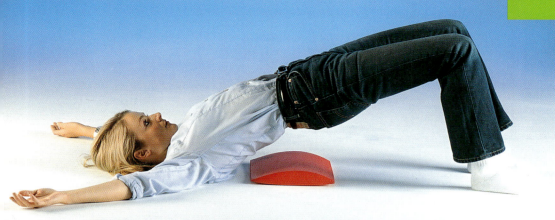

Abb. 88

Diese Übung bringt Kraft und Bewusstsein in Ihre Mitte: ins Becken.

1. Übung
Becken heben
▶ Ausgangsposition: Die Füße sind aufgestellt, die Arme liegen locker am Boden und zeigen in einer angenehmen Streckung nach oben. Die Handrücken liegen auf dem Boden.
▶ Ziehen Sie das Becken so hoch wie möglich (Abb. 88).
▶ Halten Sie diese Position 10–30 Sekunden und atmen Sie dabei tief und bewusst in den Beckenboden. Erhöhen Sie dabei Ihre Beckenbodenspannung.

2. Übung
Entspannung in der Streckung
▶ Ausgangsposition: Das Becken liegt auf dem Boden, die Beine sind gestreckt, die Arme liegen entspannt in einer angenehmen Höhe (Abb. 89).
▶ Bleiben Sie mindestens 1 Minute, maximal 25 Minuten lang so liegen, lassen Sie die Atmung in Ihren ganzen Körper fließen und entspannen Sie sich.

Diese Entspannungsposition eignet sich geradezu ideal nach längeren Beugehaltungen, wie Gartenarbeit, oder einem anstrengenden Büroalltag, der hauptsächlich aus Schreibtischarbeit bestand.

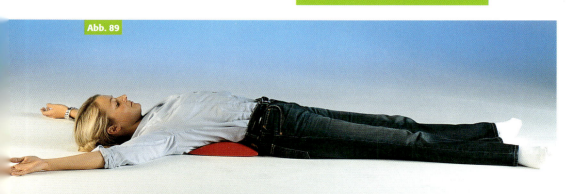

Abb. 89

3. Übung
Mobilisation der Lendenwirbelsäule

▶ Ausgangsposition: Ziehen Sie die Beine an und halten Sie sich mit den Händen an den Oberschenkeln oder Schienbeinen fest (Abb. 90).

▶ Bewegen Sie nun das Becken ein wenig nach links, dann nach rechts.

Führen Sie diese Mobilisationsübung nur leicht aus, also mit wenig Kraft und Schwung.

▶ Stehen Sie ruhig und ohne Eile auf, trinken Sie ein Glas Wasser, genießen Sie die bereits eingetretene und sich noch verstärkende innere Ruhe und tun Sie einfach das, was Sie zu tun haben.

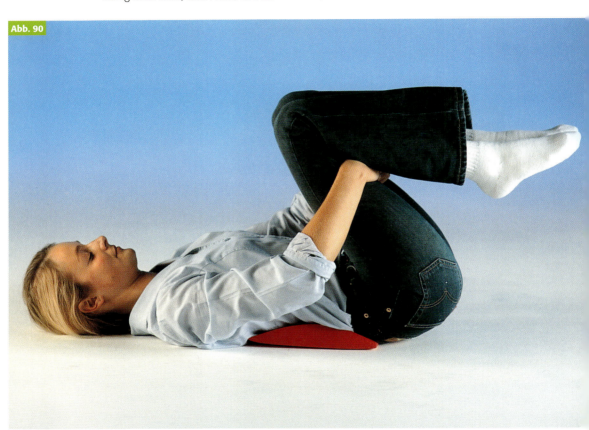

Abb. 90

Auf einen Blick:
Erholung durch kurzes, aktives Entspannen

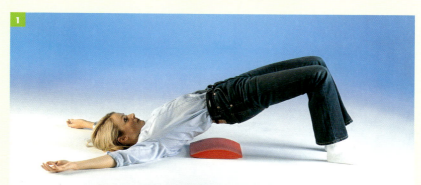

Becken heben.

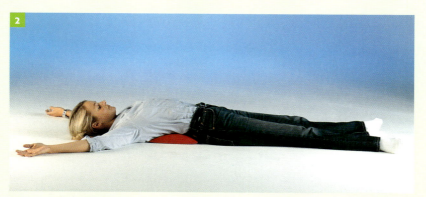

Entspannung in der Streckung.

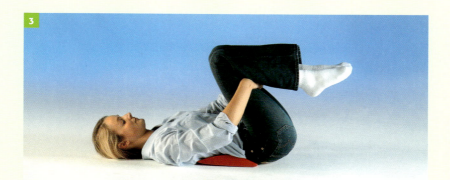

Mobilisation der Lendenwirbelsäule.

Dehnen als Entspannungsritual

Aktiv regenerieren

Wenn Sie sich nach einem anstrengenden Tag (oder auch tagsüber und wann immer Sie Lust dazu haben) etwas wirklich Gutes tun wollen, führen Sie zu Hause dieses entspannende Dehnprogramm aus. Es umfasst 14 Übungen, die es Ihnen erlauben, sich aktiv zu erholen. Statt sich einfach hinzulegen und dadurch noch erschöpfter zu werden, verschaffen Sie sich mit diesen Dehnübungen Kraft und Energie, um den Feierabend aktiv zu genießen.

Ich empfehle Ihnen, vor den Dehnübungen das Mobilisationsprogramm (siehe S. 56) oder zumindest ein Kurzprogramm (siehe S. 55) auszuführen. Wenn Sie durch ein warmes Bad nicht zu müde werden, können Sie Ihren Körper natürlich auch auf diese entspannende Art und Weise aufwärmen. Allerdings sollten Sie auf Badezusätze mit beruhigender Wirkung verzichten und das Wasser sollte nicht zu heiß sein.

Aus persönlicher Erfahrung weiß ich um die Wirkung dieses täglichen Dehnungsrituals. Lassen Sie sich überraschen und freuen Sie sich über das Resultat: wohltuende Entspannung von Körper, Geist und Seele.

1. Übung
Wadendehnung an der Wand

▶ Ausgangsposition: Stellen Sie sich vor eine Wand oder einen Baum und machen Sie einen Ausfallschritt. Die Ferse des nach hinten gestreckten Beins pressen Sie in den Boden (Abb. 91).
▶ Schieben Sie das Becken nach vorn.
▶ Bleiben Sie zwischen 10 und 20 Sekunden in der Dehrposition. Richten Sie Ihre Aufmerksamkeit in den Dehnbereich und atmen Sie ruhig und tief.
▶ Ziehen Sie anschließend das gedehnte Bein näher an das Standbein heran, beugen Sie das Knie und ziehen Sie es nach unten (Abb. 92).

> Achten Sie darauf, dass Ihre Schultern unten bleiben.

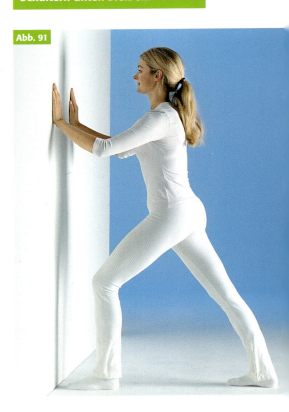

Abb. 91

2. Übung
Dehnung des vorderen Oberschenkels

▶ Ausgangsposition: Stützen Sie sich mit einer Hand an einer Wand ab und halten Sie mit der anderen Ihren Fuß am Fußrücken oder am -gelenk fest. Das Knie des gebeugten Beins ist neben dem Knie des Standbeins, die Ferse vom Gesäß entfernt.
▶ Richten Sie das Becken auf oder schieben Sie es nach vorn in die Dehnung hinein (Abb. 93).
▶ Achten Sie darauf, dass das Körpergewicht auf dem ganzen Fuß verteilt bleibt und Sie den Oberkörper nicht hinter das Lot ziehen.
▶ Wiederholen Sie diese Bewegung 3–4-mal und halten Sie die Dehnung jeweils 5–10 Sekunden.

Drücken Sie die Ferse nicht ans Gesäß, beugen Sie das Standbein leicht.

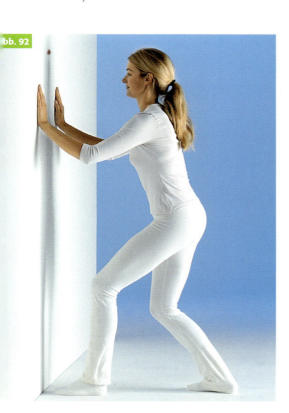
Abb. 92

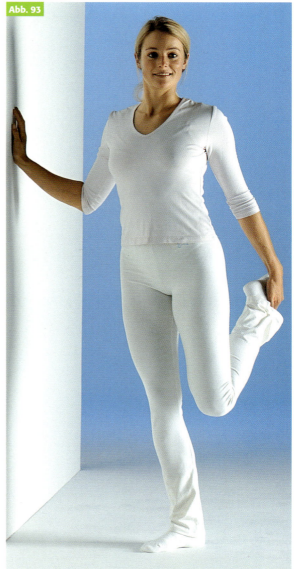
Abb. 93

3. Übung
Dehnung des hinteren Oberschenkels

▶ Ausgangsposition: Legen Sie sich mit dem Rücken auf den Boden, das Becken ist ganz nah an der Wand, die Beine sind mit leicht gebeugten Knien an der Wand abgestützt.

▶ Kippen Sie das Becken so, dass die Lendenwirbelsäule sich ein wenig vom Boden abhebt (Abb. 94).

▶ Bleiben Sie 10–30 Sekunden in dieser Dehnposition. Ihre Aufmerksamkeit gilt dem Dehnbereich, Ihr Atem fließt gleichmäßig tief und ruhig.

▶ Lassen Sie das Becken gekippt und strecken Sie die Beine (Abb. 95).

▶ Ziehen Sie in dieser gestreckten Position die Zehen an (Abb. 96).

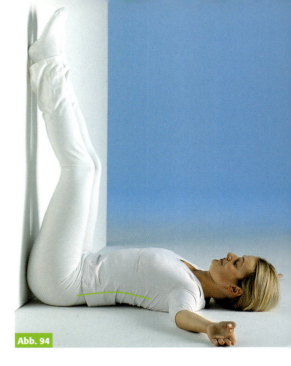

Abb. 94

In dieser Position ist ein Hohlkreuz oder eine Belastung des Hohlkreuzes nicht möglich: Das Becken kann also ruhig in Richtung Lordose gekippt werden.

▶ Halten Sie jede einzelne Position des gesamten Übungsablaufs angenehm lang, entspannen Sie sich und atmen Sie tief und langsam.

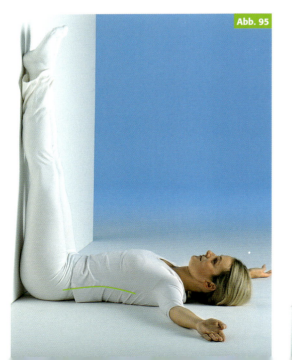

Abb. 95

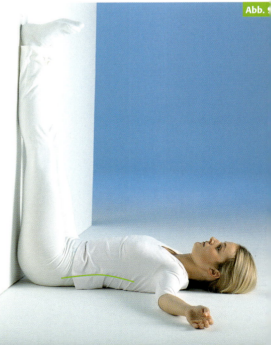

Abb. 96

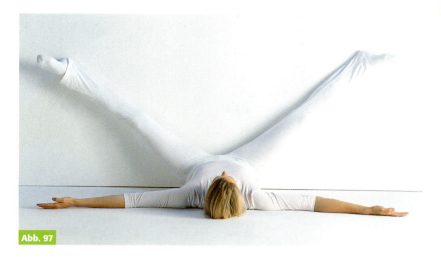

Abb. 97

4. Übung
Dehnung des inneren Oberschenkels

▶ Ausgangsposition: Sie liegen immer noch auf dem Rücken, das Becken ist nah an der Wand, aber nicht mehr gekippt. Öffnen Sie nun die Beine, die Knie sind dabei leicht gebeugt.
▶ Lassen Sie die Knie gebeugt, entspannen Sie sich und sinken Sie mit den Beinen leicht nach (Abb. 97). Lenken Sie Ihre Aufmerksamkeit in den Dehnbereich und bleiben Sie zwischen 10 und 30 Sekunden in dieser Position. Die Atmung ist langsam und tief.
▶ Strecken Sie nun die Beine und ziehen Sie beide Fußspitzen nach unten (Abb. 98).
▶ Entspannen Sie sich und halten Sie diese Position angenehm lang.

Wollen Sie die Dehnung intensivieren, dürfen Sie das Becken zusätzlich kippen.

Abb. 98

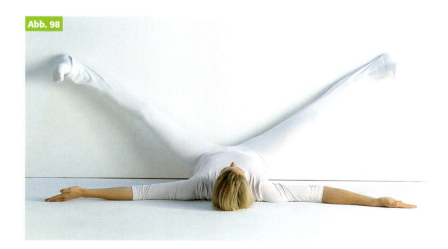

5. Übung
Die Umkehrung

▶ Ausgangsposition: Sie liegen auf dem Rücken, das Becken nah an der Wand.
▶ »Gehen« Sie nun mit den Füßen an der Wand hoch und zwar so weit wie möglich oder so hoch, wie es Ihnen angenehm ist (Abb. 99).
▶ Halten Sie diese Position 5–30 Sekunden, atmen Sie tief und entspannen Sie sich.

> **Bei dieser Übung liegt das ganze Körpergewicht auf den Schultern und nicht auf der Halswirbelsäule. So wird die Halswirbelsäule nicht belastet.**

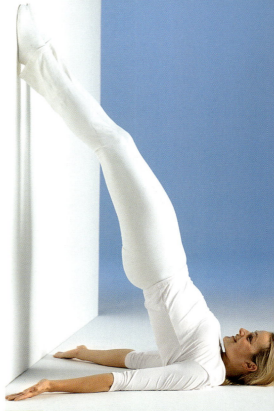
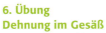

6. Übung
Dehnung im Gesäß

▶ Ausgangsposition: Sie liegen auf dem Rücken, das Gesäß ist so weit von der Wand entfernt, dass Knie und Hüftgelenk einen 60°-Winkel bilden, wenn Sie einen Fuß an die Wand stellen. Das Fußgelenk des freien Beins legen Sie auf den Oberschenkel des aufgestützten Beins.

▶ Kippen Sie das Becken so, dass die Wirbelsäule den Boden berührt, und heben Sie das Brustbein leicht an (Abb. 100).
▶ Halten Sie die Position angenehm lang und entspannen Sie sich.

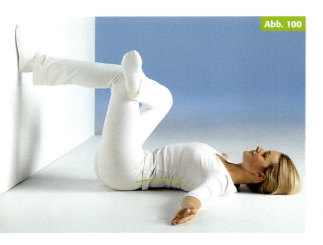

Abb. 100

> **Diese Übung ist für Menschen mit Ischiasschmerzen empfehlenswert. Sie darf aber nur dann ausgeführt werden, wenn keine akuten Schmerzen vorhanden sind.**

7. Übung
Dehnung im Brustkorb (Herzöffner)

▶ Ausgangsposition: Rückenlage, das Knie des angewinkelten rechten Beins liegt ganz oder beinah auf dem Boden, das Brustbein ist gehoben, der Oberkörper in einer maximalen Rotation. Der rechte Arm ist diagonal nach hinten gestreckt. Je nach Beweglichkeit berühren Arm und Hand den Boden.

▶ Blicken Sie zur nach hinten-oben gestreckten Hand, lassen Sie den Oberkörper und den Arm in die Dehnung hineinsinken, unterstützt von der Schwerkraft (Abb. 101).

▶ Führen Sie anschließend die Übung zur anderen Seite aus.

Lassen Sie Ihre Atmung bewusst in den Brustkorb und in die Dehnung hineinfließen.

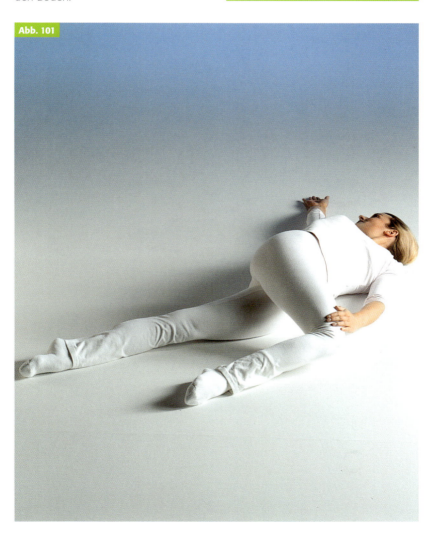

Abb. 101

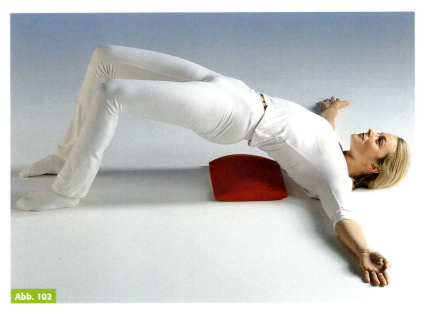

Abb. 102

Übung 8
Dehnung im Brustkorb
▶ Ausgangsposition: Rückenlage.
▶ Stellen Sie Ihre Füße auf, jedoch nicht zu nah ans Becken. Heben Sie das Becken so hoch, wie Sie können (Abb. 102).
▶ Lassen Sie Ihre Atmung in den Bauch und in das Becken fließen.
▶ Die Schultern sind gesenkt und ganz entspannt.
▶ Legen Sie anschließend das Becken wieder auf dem Boden ab und entspannen Sie sich.

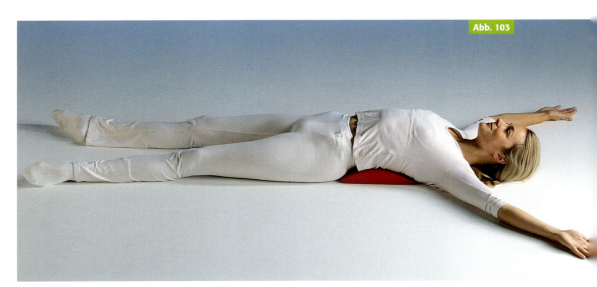

Abb. 103

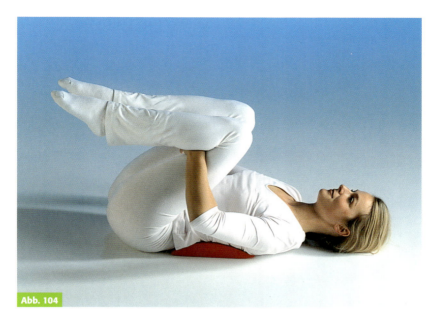

Abb. 104

9. Übung
Entspannung in der Streckposition
▶ Ausgangsposition: Sie liegen auf dem Rücken, die Lendenwirbelsäule ist in einer natürlichen, angenehmen Wölbung, die Arme sind nach außen gedreht und zeigen diagonal nach oben (Abb. 103).
▶ Bleiben Sie 1–25 Minuten in dieser Position – je nach Bedürfnis –, lassen Sie Ihre Atmung in den ganzen Körper fließen und entspannen Sie sich.

> Diese Entspannungsübung eignet sich besonders nach längeren Beugehaltungen wie Unkraut jäten usw.

10. Übung
Mobilisation der Lendenwirbelsäule
▶ Ausgangsposition: Rückenlage wie bei Übung 9.
▶ Ziehen Sie die Beine an und halten Sie sich mit den Händen an den Oberschenkeln oder Schienbeinen fest (Abb. 104).
▶ Bewegen Sie das Becken ein wenig nach links, dann nach rechts.
▶ Wiederholen Sie diese Beckenbewegung, so oft sie wollen.

11. Übung
Mobilisation der Wirbelsäule

▶ Ausgangsposition: Rollen Sie sich aus der vorhergehenden Position (Abb. 104, Seite 87) über die Seite in den Vierfüßlerstand.
▶ Beugen Sie die Wirbelsäule maximal nach oben (Abb. 105) und…

▶…strecken Sie die Wirbelsäule wieder (Abb. 106). Die Halswirbelsäule und der Kopf befinden sich in der Körperlängsachse.

In der Beugung atmen Sie aus, in der Streckung ein.

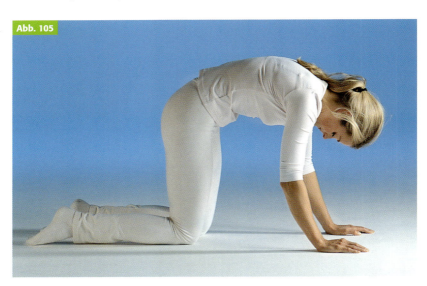
Abb. 105

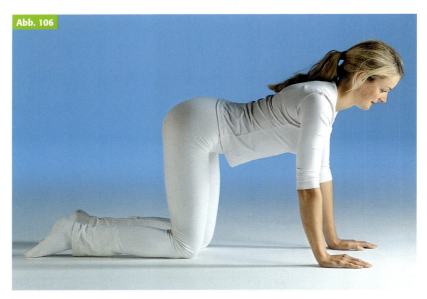
Abb. 106

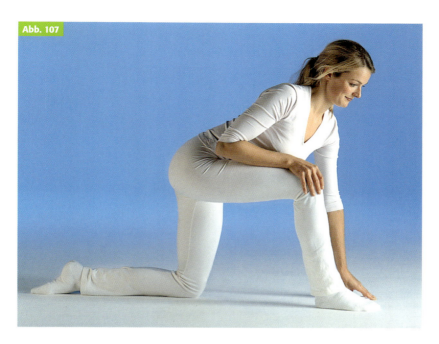

Abb. 107

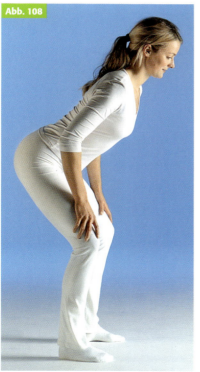

Abb. 108

12. Übung
Aufstehen

▶ Ausgangsposition: Vierfüßlerstand wie bei der vorangegangenen Übung.
▶ Stellen Sie erst einen Fuß auf und stützen Sie sich dabei mit der Hand auf den Oberschenkel (Abb. 107), …
▶ …dann stellen Sie den zweiten Fuß auf und strecken sich in Ihre aufrechte Haltung (Abb. 108).

Eine leichte Spannung im Unterbauch schützt die Lendenwirbelsäule.

13. Übung
Gegenbewegung zur Beugehaltung

▶ Ausgangsposition: Sie sind in der Endposition der Übung 12. Der Oberkörper ist in einer leichten Vorlage, der Unterbauch leicht nach innen gezogen. Halten Sie Ihre Arme auf Oberschenkelhöhe seitlich vor den Körper, die Daumen der Hände zeigen nach außen (Abb. 109).

▶ Bleiben Sie 10–30 Sekunden in der Dehnposition und lenken Sie Ihre Aufmerksamkeit in den Dehnbereich. Der Atem ist ruhig, langsam und tief.

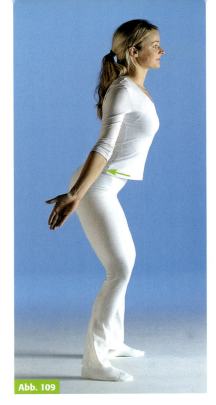
Abb. 109

▶ Rotieren Sie die Arme nach außen, heben Sie die Arme auf Schulterhöhe an und strecken Sie die Fingerspitzen Richtung Boden (Abb. 110).

▶ Ziehen Sie die nach außen gedrehten Arme nach oben, lassen Sie jedoch die Schultern dabei gesenkt (Abb. 111).

> **Schließen Sie diese Übung ab, indem Sie mit den Armen einen maximalen Kreis nach hinten ausführen.**

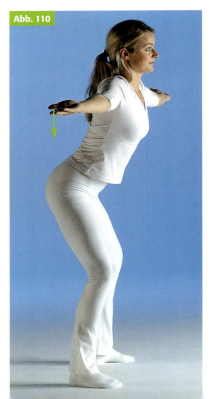
Abb. 110

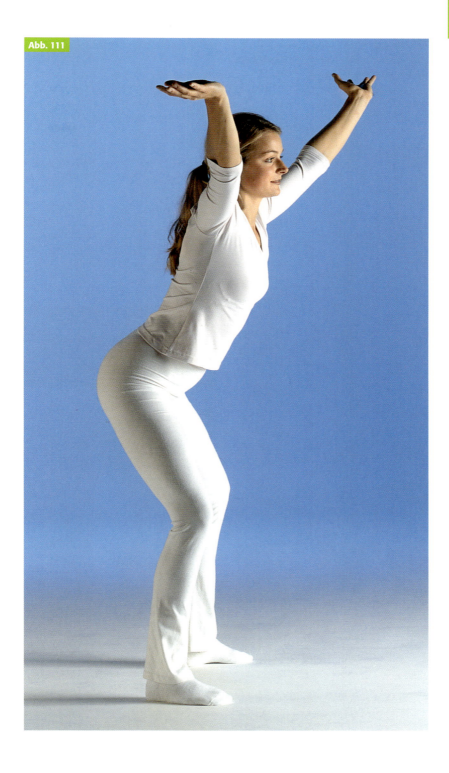

Abb. 111

14. Übung
Mobilisation der Lendenwirbelsäule und aufrechte Haltung

▶ Ausgangsposition: Sie sind in derselben Ausgangsposition wie bei Übung 13.

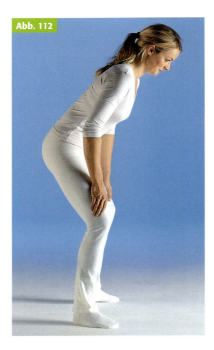

Abb. 112

▶ Der Oberkörper ist leicht nach vorn geneigt, die Beine sind schulterbreit auseinander (Abb. 112).
▶ Führen Sie nur eine kleine, leichte Mobilisation in der Lendenwirbelsäule aus, um eventuelle Spannungen zu lösen (Abb. 113). Machen Sie als Abschluss keine maximalen Bewegungen, um den wertvollen Effekt dieser Streckübung nicht wieder zunichte zu machen.
▶ Richten Sie sich danach langsam wieder auf, nehmen Sie eine aufrechte Haltung ein und genießen Sie dieses kraftvolle Körpergefühl (Abb. 114). Das Körpergewicht bleibt gleichmäßig auf beiden Füßen verteilt.

> **Um die umfassende Streck-Ansteuerung nicht aufzulösen, wird hier die Bewegung im Lendenwirbelsäulenbereich nur ganz klein und fein ausgeführt.**

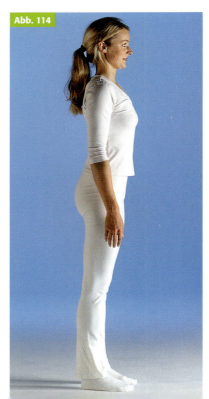

Abb. 114

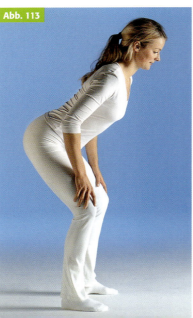

Abb. 113

15. Übung
Dehnung für den Halsbereich

▶ Ausgangsposition: Aufrechte Haltung, die Arme sind nach außen gestreckt und befinden sich vor der Körperlängsachse, die Handinnenflächen zeigen nach außen-oben, die Schultern sind gesenkt.
▶ Neigen Sie den Kopf auf eine Schulter, »ziehen« Sie das gegenüberliegende Ohr nach oben und atmen Sie tief ein und aus (Abb. 115).
▶ Wiederholen Sie die Übung zur anderen Schulter.
▶ Drehen Sie den Kopf zu einer Seite, atmen Sie tief ein und aus (Abb. 116).
▶ Wiederholen Sie die Übung zur anderen Seite.
▶ Heben Sie das Brustbein, ziehen Sie das Kinn an den Hals und senken Sie den Kopf von der Nasenspitze aus auf das Brustbein (Abb. 117).
▶ Halten Sie jede dieser Positionen 5–8 Sekunden und atmen Sie dabei tief ein und aus.

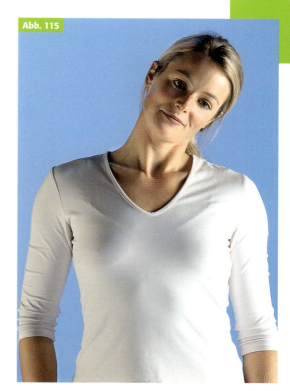
Abb. 115

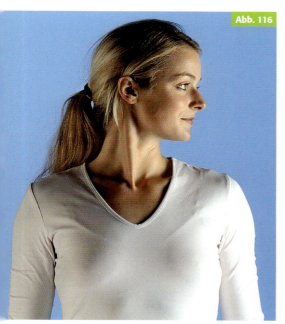
Abb. 116

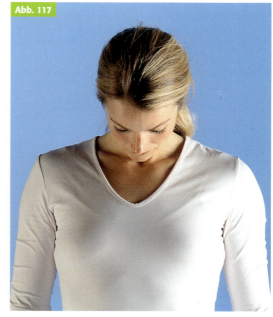
Abb. 117

Auf einen Blick: Ihr Entspannungsprogramm für jeden Tag

So dehnen Sie richtig:
1. Lassen Sie sich Zeit!
2. Nehmen Sie die präzise Position ein.
3. Richten Sie Ihre Aufmerksamkeit auf den Dehnbereich.
4. Atmen Sie tief ein und aus und lassen Sie den Atem durch Ihren Körper strömen.
5. Sinken Sie nun in die Dehnung ein oder wachsen Sie mit kleinen Bewegungen in die Dehnung hinein. Seien Sie sich dabei Ihres Körpers bewusst, spüren Sie ihn und entspannen Sie sich.
6. Halten Sie die einzelnen Positionen zwischen 20 und 90 Sekunden – ganz nach Körpergefühl. Wenn es sich angenehm anfühlt, dürfen Sie auch länger in einer Dehnposition bleiben.
7. Lösen Sie die Dehnposition langsam auf und wechseln Sie entspannt zur nächsten.

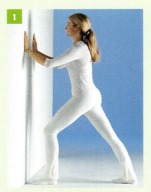
Dehnung Wade an der Wand (1).

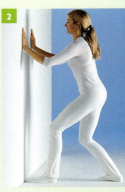
Dehnung Wade an der Wand (2).

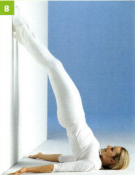
Umkehrung.

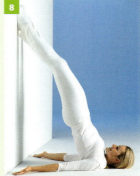
Dehnung Gesäß.

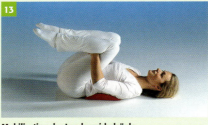
Mobilisation der Lendenwirbelsäule.

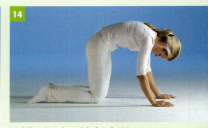
Mobilisation der Wirbelsäule (1).

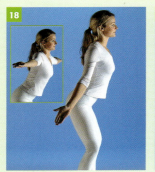
Gegenbewegung zur Beugehaltung (1+2).

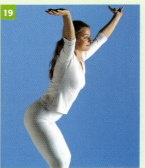
Gegenbewegung zur Beugehaltung (3).

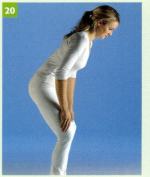
Mobilisation der Wirbelsäule (1).

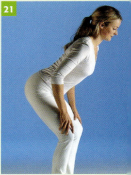
Mobilisation der Wirbelsäule (2).

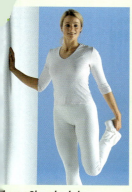
hnung Oberschenkel vorne.

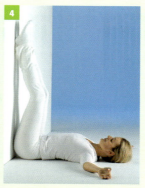
Dehnung Oberschenkel hinten (1).

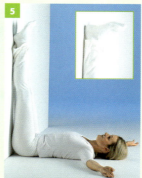
… und hinten (2+3).

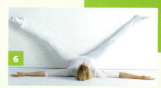
Dehnung Oberschenkel innen (1).

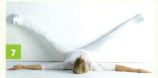
Dehnung Oberschenkel innen (2).

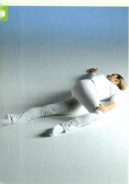
nung Brustkorb.

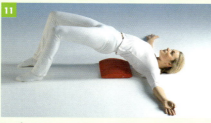
Zentrierung.

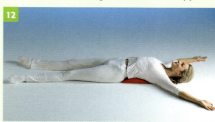
Entspannung in der Streckposition.

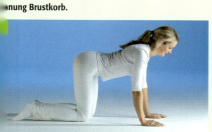
ilisation der Wirbelsäule (2).

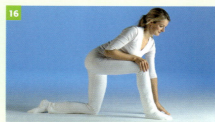
Aufstehen (1).

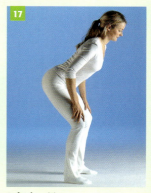
Aufstehen (2).

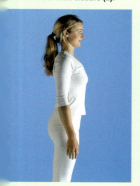
echte Haltung.

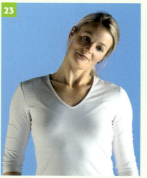
Dehnung Halsbereich (1).

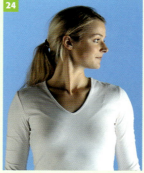
Dehnung Halsbereich (2).

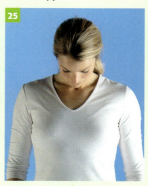
Dehnung Halsbereich (3).

Aus der Reihe »BLV aktiv + gesund«

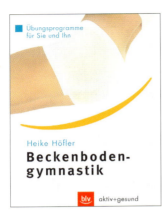

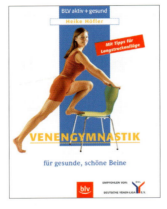

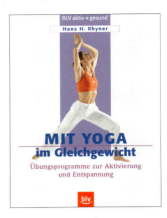

BLV aktiv + gesund
Heike Höfler
Venengymnastik
für gesunde, schöne Beine

Hilfe gegen Venenstress für rund 36 Millionen Betroffene: Ursachen von Venenproblemen erkennen, Tipps für den Alltag; Venentraining – allgemeine und spezielle Übungsprogramme. Empfohlen von der Deutschen Venen-Liga e.V.

BLV aktiv + gesund
Heike Höfler
Beckenbodengymnastik
Übungsprogramme
für Sie und Ihn

Übungsprogramme zur Kräftigung und Entspannung der Beckenbodenmuskulatur bei Rückenbeschwerden, bei Haltungsproblemen, nach Operationen usw.

BLV aktiv + gesund
Helmut Reichardt
Rückenschule für jeden Tag
Übungsprogramme richtig und effektiv

In Beruf und Alltag den Rücken schonen und Verspannungen vorbeugen: Übungsprogramme zur Dehnung, Kräftigung und Entspannung der Rückenmuskulatur – überall mit einfachen Hilfsmitteln durchführbar.

BLV aktiv + gesund
Dieter Beh
Atemgymnastik

Richtig atmen – richtig entspannen – gesund bleiben: Grundlagen und Übungen zur Körperwahrnehmung, Aufbau und Funktion der Atemorgane, praktische Übungsprogramme zur Atemgymnastik zum Stressabbau und zur Entspannung.

BLV aktiv + gesund
Hans H. Rhyner
Mit Yoga im Gleichgewicht
Übungsprogramme zur Aktivierung und Entspannung

Grundlagen zu Yoga und Ayurveda; Yoga-Übungen für den Tagesbeginn, während des Tages und für den Abend – jeweils abgestimmt auf die drei Ayurveda-Konstitutionstypen; die richtige Ernährung.

BLV aktiv + gesund
Heike Höfler
Schwangerschaftsgymnastik
Mit Übungen
für die Rückbildung

Übungen für Becken, Bauch und Körperhaltung; Kraft und Entspannung durch Atem- und Yogaübungen, Rückbildungsgymnastik.

Im BLV Verlag finden Sie Bücher zu den Themen: Garten und Zimmerpflanzen • Natur • Heimtiere • Jagd und Angeln • Pferde und Reiten • Sport und Fitness • Wandern und Alpinismus • Essen und Trinken

Ausführliche Informationen erhalten Sie bei:
**BLV Verlagsgesellschaft mbH • Postfach 40 03 20 • 80703 München
Tel. 089 / 12705-0 • Fax 089 / 12705-543 • http://www.blv.de**